MICHAEL SCHULTE-MARKWORT

Mutlose Mädchen

MICHAEL
SCHULTE-MARKWORT

Mutlose Mädchen

EIN NEUES PHÄNOMEN BESSER VERSTEHEN

HILFE FÜR DIE SEELISCHE GESUNDHEIT
UNSERER TÖCHTER

Kösel

Sollte diese Publikation Links auf Webseiten Dritter enthalten, so übernehmen wir für deren Inhalte keine Haftung, da wir uns diese nicht zu eigen machen, sondern lediglich auf deren Stand zum Zeitpunkt der Erstveröffentlichung verweisen.

MIX
Papier aus verantwortungsvollen Quellen
FSC® C014496
www.fsc.org

Klimaneutral
Druckprodukt
ClimatePartner.com/14044-1912-1001

Penguin Random House Verlagsgruppe FSC® N001967

Umschlag: zero-media.net, München
Umschlagmotiv: FinePic®, München
Satz: Satzwerk Huber, Germering
Druck und Bindung: GGP Media GmbH, Pößneck
Printed in Germany
ISBN 978-3-466-31177-4
www.koesel.de

Der Mutlosigkeit mancher Mädchenseelen gewidmet

Kinder wachsen von allein,
werden aber nicht von allein groß.

MICHAEL SCHULTE-MARKWORT

INHALT

1

WARUM DIESES BUCH?

Mutlosigkeit ist ein Zustand, den niemand erleben möchte. Weder bei sich noch bei nahestehenden Menschen, schon gar nicht bei den eigenen Kindern. Dieser innere Zustand entsteht, wenn nach vielen Versuchen etwas nicht gelingt. Nach geduldigen neuen Anläufen oder ungeduldigem Dagegen-Anrennen. Der Mut verlässt dann irgendwann jeden Menschen.

Mutlosigkeit ist Entkräftung und erzeugt Pessimismus. Mutlosigkeit ist eine Bremse. Mutlosigkeit ist gemein. Eine Schranke auf dem Weg in das weitere Leben. Oder eine Sackgasse, an deren Ende man umkehren muss – oder stecken bleibt.

Es ist keine angenehme Erkenntnis, mutlos zu sein. Man weiß nie, wie viel man selbst dazu beigetragen hat. Leichter ist es anzuerkennen, dass wir nicht alles können. Oder etwas nicht können. Das lernen Kinder von Beginn an. Sie erleben, dass sie immer mehr können werden – ganz nach dem lebensbestimmenden Motto: »Wenn du erst größer bist …!« Diese Hoffnung lässt sie besser wachsen.

Wenn Mädchen in ihrer Entwicklung stecken bleiben

Die Geschichte der mutlosen Mädchen begann schon vor ein paar Jahren. Es kam schleichend. Immer häufiger saßen wir in unserem Team bei der Supervision zusammen und sahen uns verstärkt damit konfrontiert, dass sich mehrheitlich Mädchen nicht weiterentwickeln und – umgangssprachlich ausgedrückt – stecken bleiben. Patientinnen, die uns sowohl im stationären als auch im ambulanten Kontext ratlos machen. Irgendwann war es dann so weit, dass ich dachte: Das ist ein neues Phänomen.

Die Belastungen unserer Zeit haben dafür gesorgt, dass kollektive emotionale Strukturen zumindest nicht so stabil sind, dass Mutlosigkeit abnehmen kann. Das könnte eine der Hypothesen sein, denen wir nachgehen müssen. Auch in anstrengenden Zeiten sind wir verpflichtet, nichts zu übersehen. Besonders bei unseren Kindern. Allerdings stellt sich die Frage: Wogegen sollten diese Mädchen in ihrem jungen Leben schon angerannt sein? Was sollte sie denn mutlos machen?

Seit vier Jahren behandele ich Anna – sowohl ambulant als auch im Rahmen eines stationären Aufenthalts. Anna ist 17 Jahre alt. Sie hat die Schule abgebrochen und sitzt perspektivlos zu Hause. Anna treibt mich um und lässt mich fast verzweifeln. Alle therapeutischen und auch pharmakologischen Interventionen haben nichts gebracht.

Vordergründig wirkt Anna zwar depressiv und antriebslos, aber letztlich ist das der nachvollziehbare Ausdruck ihres Scheiterns und nicht die primäre Ursache ihres Zustands. Auch für diese Erkenntnis habe ich zu lange gebraucht. Anna fühlt sich – seit ich sie kenne – von der Welt nicht gelockt. Was ursprünglich ängstlich daherkam, hat sich über die Zeit herausgestellt als ein Blick auf die Welt, in der nichts Anziehendes, Interessantes oder Attraktives zu entdecken ist. Einerseits, weil eine innerseelische Angst Anna fesselt. Andererseits, weil es einfach so ist. Es ist wie ein inneres Gesetz. Eine verfestigte Persönlichkeitsstruktur. Es gibt nichts Interessantes da draußen. Die Welt ist langweilig. Abstoßend. Die Welt ist schrecklich und feindlich.

Anna ist nicht traumatisiert. Anna hat liebevolle Eltern, die auch Grenzen setzen können, und einen unauffälligen Bruder. Wir alle zusammen haben keine konkret fassbare Ursache und auch keine eindeutig zuzuordnende Diagnose. Was sich im Inneren von Anna abspielt, findet sich nun auch in der Behandlung wieder. Wir stecken zusammen fest, und ich frage mich: »Anna, was soll ich tun? Du kommst zu jeder unserer Stunden. Du möchtest etwas in deinem Leben verändern. Du bist verzweifelt. Und gleichzeitig kannst du nichts ändern. Du kannst *dich* nicht verändern. Du änderst gar nichts. Manchmal denke ich: Du willst nichts ändern. Du verweigerst Zufriedenheit und Normalität. Du richtest dich in deiner Mutlosigkeit ein. Du machst mich ärgerlich. Du machst mich ohnmächtig. Du treibst mich um. Bald bin ich auch mutlos. Nein, natürlich nicht. Ich erhole mich von diesen Gedanken schnell wieder und mache weiter mit dir. Ich gebe dich nicht auf.«

Natürlich ist das kein therapeutischer Dialog. Im therapeutischen Dialog habe ich alles versucht. Ich habe verhaltenstherapeutische Interventionen angewendet. Interventionen, mit denen Anna vorsichtig Schritt für Schritt in das Außen kommen sollte. Mit tiefenpsychologischen Deutungen sollte Anna mehr von sich verstehen. Aus Unbewusstem sollte Bewusstes werden, damit Anna sich besser selbst aufnehmen kann. Sich annehmen kann. Das Steuer über sich selbst übernimmt.

Mit großen, stillen Augen hat Anna alles entgegengenommen. Sie hat verschiedene Medikamente ausprobiert. Irgendwann blieb mir nichts anderes übrig, als anzuerkennen, dass auch Psychopharmaka nicht helfen. Ebenso wenig wie meine Psychotherapie.

Jede medizinische Behandlung muss im Kern von einem ausreichenden Optimismus getragen sein. Natürlich gibt es Erkrankungen, die chronifizieren. Krankheiten, die nur begleitet werden können. Krankheiten, bei denen es lediglich um Linderung geht. Sollte ich das bei Anna anerkennen? Je länger ich darüber nachdachte, mit welchem Begriff sich der innerseelische Zustand von Anna am besten beschreiben lässt, desto mehr breitete sich das Wort »Mutlosigkeit« in mir aus.

In die Welt zu gehen und in ihr zu bestehen, erfordert Mut. Nicht den Mut von Heldinnen, aber doch im Rahmen eines ausreichenden Optimismus. Einen Mut, der uns Neues spannend finden lässt. Einen Mut, der Kinder in die Welt trägt und Angst durch bereichernde Aufregung ersetzt. Einen Mut, der Spaß macht.

Anna ist der Prototyp eines mutlosen Mädchens. Eines der Mädchen, die mich dazu gebracht haben, dieses Buch zu schreiben. Dieses Buch setzt meiner eigenen Mutlosigkeit etwas entgegen. Keinen Aktionismus, weil auch der nicht helfen würde. Nachdenken und teilen – das sind die Parameter, die wir in der Psychotherapie jeden Tag pflegen, pflegen müssen. Wir werden unseren Kindern nur gerecht, wenn wir professionell handeln und unseren Patienten innerlich einen Schritt voraus sind. Und wenn es nur ein kleiner Schritt ist.

Bisherige und etablierte psychotherapeutische Strategien scheinen bei mutlosen Mädchen – wie schon gesagt – kaum zu greifen, wenn nicht sogar komplett zu versagen. Manchmal trösten wir uns in unserem Team mit dem Blick auf Mikroveränderungen. Häufiger sitzen wir zusammen und überlegen, was zu denken und zu fühlen ist. Und wie zu handeln ist. Das ist bei den mutlosen Mädchen leichter gesagt, als getan.

In den letzten Jahren ist die Überzeugung gereift, dass verantwortliches Handeln sich nunmehr darin ausdrücken sollte, eine öffentliche Diskussion anzuregen. Und Hilfestellungen zu geben. Mit einem Buch über die mutlosen Mädchen geht es nicht darum, vorschnell eine neue Krankheit auszurufen. Unser Respekt den Kindern gegenüber muss sich darin äußern, dass wir nichts übersehen. Psychische Symptome verändern sich. Die Psyche, die Seele ist immer auch an Veränderungen des Zeitgeistes geknüpft. Und umgekehrt verändert sie den Zeitgeist ihrerseits.

Wenn es zeitlich überdauernde Symptomshifts, also Symptomverschiebungen, bei Kindern und Jugendlichen gibt, so müssen wir darüber informieren. Wir müssen nachdenken und diskutieren. Lösungsvorschläge unterbreiten. Und wieder diskutieren. Vor allem aber müssen wir behandeln und die Erfahrungen teilen. Geteilte Erfahrungen sind gute Erfahrungen. Auch wenn sie im Kern schwierig sind. So können aus guten Erfahrungen neue Ideen entstehen. Neue Ideen sind das Antidot, das Gegengift, gegen Mutlosigkeit.

Wir brauchen eine breite Diskussion

Psychische Auffälligkeiten lassen sich nicht mit mathematischen Maßeinheiten messen und benennen, wie die somatische Medizin dies kann. So sind wir auf Konventionen angewiesen. Konventionen, die wir selbst setzen und beständig reflektieren und überprüfen müssen.

Wenn sich ein Kind von mir, von uns nicht gesehen fühlt oder tatsächlich nicht gesehen wird, gibt es mehrere Möglichkeiten, dies einzuordnen. Es könnte sein, dass ich mich in Bezug auf das innere seelische Leben eines Kindes täusche und falschen Hypothesen nachgehe. Es könnte aber auch sein, dass ein Kind und seine Familie einem starken unbewussten seelischen Widerstand ausgesetzt sind. Einem Widerstand, der es unmöglich macht, meine Hypothesen anzunehmen. Die Reflexion dieser gegenläufigen Dynamik erfordert beständige Wachsamkeit. Keinem Kind ist mit falschen Hypothesen gedient. Keine Familie kann sich letztlich davon verstanden fühlen. Aber: Das vorzeitige Zurückweichen vor unbewussten Widerständen ist krankheitserhaltend. Neue Symptome zu leugnen, kann zur unterlassenen Hilfeleistung werden und Leid übersehen.

Wenn es stimmt, dass der Befund »Mutlosigkeit« auf eine Gruppe von Mädchen zutrifft, müssen wir uns darum kümmern. Einziges Ziel muss es sein, diese Mädchen besser zu verstehen und ihnen wirksam dabei helfen zu können, das Leben als lohnenswerte Herausforderung anzunehmen. Das tiefe subjektive Gefühl von Hilflosigkeit diesen Mädchen gegenüber ist schwer auszuhalten. Fast könnte man auf die Idee von Ansteckung kommen, wenn Mütter und Väter und alle, die mit mutlosen Mädchen zu tun haben, ebenfalls rat- und mutlos werden. Dieser Ansteckungsgefahr möchte ich begegnen.

In den vielen Gesprächen mit Kolleginnen und Kollegen in den letzten Jahren verdichtete sich in mir oft der Eindruck, dass verstärkte Anstrengungen seitens der Therapeuten zu mehr Ineffizienz in der Behandlung führten. Die Therapie drehte sich in einem immer schneller werdenden Kreislauf aus direktiven Anweisungen an die Patientinnen, verzweifelter Geduld und Zeitzugaben. Möglicherweise gibt es Patientinnen, denen wir nicht helfen können. Möglicherweise gehört das Sich-dagegen-Anstemmen zu eigenem Größenwahn und zu Verleugnung.

Je mehr und je tiefer ich mit meinen Kolleginnen und Kollegen in das Thema eingedrungen bin, desto mehr fühlte ich mich ermuntert und aufgefordert, unsere Gedanken und Erfahrungen zusammenzustellen und das Phänomen der mutlosen Mädchen rechtzeitig öffentlich zu machen. Verzweifelten Mädchen und ihren Eltern Hilfestellung zu geben. Wenn es richtig sein sollte, dass die mutlosen Mädchen nicht nur ein kinder- und jugendpsychiatrisches Krankheitsphänomen repräsentieren, sondern darüber hinaus Ausdruck einer neuen unspezifischen Reaktion einer Generation von Mädchen sind, die auf ihre Weise auf die Anforderungen und Rahmenbedingungen unserer aktuellen Welt antworten, so muss diese Diskussion weit über alle fachlichen Kreise hinausgehen.

Sehr viel von dem, was ich niederschreibe, stammt von den jungen Patientinnen selbst. Manches stammt von den Müttern, die ich im Rahmen einer Gruppenpsychotherapie behandele. Das authentische Ringen dieser Mütter um das beste Wohl für ihre Kinder berührt mich immer wieder und trägt zu gemeinsamer intensiver Arbeit und vertieftem Verstehen bei.

Der Transfer aus diesen Müttergruppen zu den Kolleginnen und Kollegen und damit in die Einzelpsychotherapie der Kinder ist hilfreich. Auf diese Weise werden verschiedene Perspektiven zusammengebracht.

In Bezug auf die mutlosen Mädchen hat mir meine Arbeit mit den Müttern geholfen, die Dynamik der Mädchen nicht nur aus deren Sicht zu verstehen. Die Wahrnehmung und der Respekt vor dem doppelten Leid der Kinder und ihrer Mütter schützen vor vorschnellen Zuordnungen, die vereinfacht heißen könnten: »Schreckliche Mädchen« oder »schreckliche Mütter«.

Das Phänomen der Mutlosigkeit gibt es auch bei Jungen, zahlenmäßig allerdings – nach meiner klinischen Einschätzung – deutlich seltener als bei Mädchen. Außerdem ist das Phänomen bei Jungen psychodynamisch anders gelagert. In diesem Buch sollen diese beiden Dynamiken nicht miteinander vermischt werden. Mein Respekt soll ausschließlich der großen Not der Mädchen gelten.

Vielleicht sind die mutlosen Mädchen als Phänomen auch ein Hinweis an Mütter und Väter, unsere Werte und unser Zusammenleben neu zu überdenken. Mutlosigkeit passt so gar nicht in diese Zeit der schillernden Auftritte von Menschen in sozialen Medien. Auftritte, die vermuten lassen, dass der glitzernde Effekt viel verdeckt, verdecken soll und verdecken muss. Dennoch ist längst nicht alles pathologisch, was sich dahinter verbirgt.

Zum Glück sind mehrheitlich alle Kinder, alle Menschen psychisch gesund. Komplette Gesundheit gibt es auch im somatischen Bereich nicht. Psychische Gesundheit wird sich immer aus Lebenszufriedenheit und Unauffälligkeit im Erleben und im Verhalten zusammensetzen. Bei den mutlosen Mädchen sind alle drei Bereiche beeinträchtigt. Diese Mädchen sind nicht gesund, aber sie sollten es uns wert sein. Sie brauchen unseren Respekt und unser Verstehen. Letztlich brauchen sie auch unser Handeln. Wirksames Handeln gelingt am besten auf der Basis einer authentischen, wertschätzenden und zugewandten Haltung.

Making-of: Gebrauchsanweisung für dieses Buch

Wie immer in der Medizin beginnt alles mit einem Befund. Dieser Befund besteht aus Fallgeschichten (Kapitel 3), in denen – nach einer allgemeinen Einführung in dieses neue Phänomen (Kapitel 2) – beispielhaft vier mutlose Mädchen beschrieben werden. Im weiteren Textverlauf werden noch mehr Sätze von Mädchen auftauchen, die einzelne Themen unterstreichen, unterstützen und illustrieren. Die Mädchen aus all diesen Fallbeispielen haben mir erlaubt, ihre Geschichten zu verwenden. Ich habe sie so verfremdet, dass sie von außen nicht zu erkennen sind. Der individuelle und authentische

Kern bleibt nacherzählt und einzigartig. Mein Dank gilt diesen Mädchen.

Jeder Befund bedarf einer Interpretation (Kapitel 4). Sie ist der Versuch, die Fallbeispiele auf eine höhere Ebene der Abstraktion zu heben, und bietet die Grundlage für alle weiteren Überlegungen in diesem Kapitel. Diese Überlegungen greifen einzelne Dimensionen von Mutlosigkeit, Mut und seelischer Entwicklung auf. Es geht zum Beispiel um Freiheit, Misstrauen und Angst. Es geht um unsere gefährliche Welt, in der die Mädchen nichts Interessantes finden. Um genderspezifische Vorurteile, Hypersensitivität, Angst vor Neuem, Pessimismus, Ansteckung, Traumatisierung, Schule, Verstummen und Ambivalenz. Und schließlich geht es um Selbstbestrafung, den Körper, Verwahrlosung, Kranksein, Selbstverletzung und Suizidalität.

Wir müssen der Frage nachgehen, ob es sich um eine neue Krankheit handelt. Was hat sich in den letzten Jahren verändert? Warum gibt es diese mutlosen Mädchen? Darüber kommen wir zu der Frage eines Generationenbruchs. In den biografischen Nachforschungen (Kapitel 5) frage ich nach den kleinen Mädchen, den Müttern, den *Vätern* und den Geschwistern. Die Schule taucht erneut auf. Die digitalen Welten der mutlosen Mädchen müssen uns beschäftigen, die Gleichaltrigen, die Sexualität und die Frage einer Regression.

Die Therapieverläufe (Kapitel 6) greifen die Fallgeschichten vom Anfang wieder auf und zeigen, wie es in der Behandlung der mutlosen Mädchen in diesem Buch weitergegangen ist.

Schließlich geht es um die Auswege aus der Mutlosigkeit (Kapitel 7). Dabei handelt es sich um Hinweise auf Haltungen, Sichtweisen und Interventionen für Eltern und alle, die sich mit mutlosen Mädchen beschäftigen. Es gibt kein Rezeptbuch und keine Patente. Möglicherweise müssen auch chronische Verläufe anerkannt werden. Um möglichst konkret zu sein, greift »Was hilft denn nun?«

die Auswege als Hinweise für Eltern und Therapeuten kurz und knapp auf, bevor »90 Sätze für Eltern« allgemeine Tipps und Anregungen zum Umgang mit Kindern geben.

Ein Wort zum Gendern

»Gendern« – ein merkwürdiges Wort. Als Arzt und Psychotherapeut bin ich es gewohnt, das Geschlecht und die geschlechtliche Entwicklung eines Kindes zu berücksichtigen. Immer. In der direkten und im Verlauf vertrauensvollen Begegnung mit einem Kind ist das gar nicht anders vorstellbar. Mein Respekt gilt allen psychischen Entwicklungen und Veränderungen. Unabhängig davon, ob es sich um Gefühle oder Geschlechtlichkeit handelt.

Inhaltlich arbeite ich in der sprechenden Medizin. Dabei kommt es auf jeden Satz und auf jedes Wort an. Das gilt auch, wenn ich es aufschreibe. Mir sind alle Worte wichtig. Worte sind direkter Ausdruck meiner Seele, meines Körpers und meines Kopfes und entfalten im lesenden Gegenüber ihre Wirkung.

Ein * unterbricht den Lesefluss und zerstört Wörter. Meinen Respekt vor Geschlecht und Geschlechtlichkeit drücke ich dadurch aus, dass ich auch in diesem Buch beide Geschlechter berücksichtige. Wer mir unterstellt, dass ich damit Geschlechtlichkeit nicht berücksichtige, versteht mich nicht.

2

MUTLOSE MÄDCHEN – EIN NEUES PHÄNOMEN

Seit ich als Kinder- und Jugendpsychiater arbeite und Kinder und Jugendliche ärztlich-psychotherapeutisch begleiten darf, ist mein Erleben bis heute: Die Kids entwickeln sich gut, werden immer zugänglicher, emotional klüger und kompetenter. Allen pessimistischen und defizitorientierten Vorannahmen zum Trotz lautet meine Erfahrung, dass die Kinder noch nie so reflektiert waren wie heute. Sie sind es gewohnt, einbezogen zu sein, gefragt zu werden und Auskunft zu geben. Die Mädchen schneiden bei dieser Beurteilung etwas besser ab als die Jungen, die mehr dem überkommenen Geschlechtsstereotyp entsprechen. Das soll ihre Entwicklung weder übersehen noch kleinreden, aber die Mädchen haben – mit positiv veränderten Vorbildern – mehr Anteil an dieser positiven Bilanz.

Das Scheitern am täglichen Laufsteg

Seit ein paar Jahren gibt es bei einer kleinen Gruppe von Mädchen einen neuen Befund: Sie bleiben in ihrer Entwicklung stecken. Es fängt damit an, dass sie sich zurückziehen. Was schleichend beginnt, endet oft mit einem akuten Schulabsentismus. Oder mit einer übermenschlich erscheinenden Anstrengung. Die Mädchen gehen nicht mehr in ihre Schule, meiden den Ort explizit und ziehen sich noch mehr zurück. Ambulante und stationäre Interventionen greifen nur bedingt. Schnell sind alle Menschen um die Mädchen herum maximal besorgt. Der Rückzug scheint unaufhaltsam.

Im Kontakt imponiert schon bald eine vorherrschende emotionale Dimension: Die Mädchen sind zutiefst mutlos. Sie beschreiben, dass sie nicht wissen, wie sie in die Welt kommen sollen. Noch schlimmer, sie zeichnen eine Welt, an der nichts lockt, nichts zieht oder interessant ist. Ihr Kernsymptom ist Angst. Daraus entwickelt sich eine immense Unfreiheit, die sich immer wieder in Misstrauen äußert oder auch in Trotz umschlägt. Neues wird gemieden. Alles wird einer gefährlichen Welt zugeordnet, der sich diese Mädchen nicht gewachsen fühlen. Ihr sich immer weiter ausbildender Pessimismus zeichnet alles schwarz, und sie verstummen. Schweigen, Zucken mit den Achseln – das ist ihre prominenteste Körperbewegung. Nichts wissen. Nichts sagen.

Ihre Herabgestimmtheit wirkt wie eine Depression oder auch ein Burn-out. Bei genauerem Hinschauen versteht man, dass sie in vielen Situationen überhaupt nicht depressiv oder ausgebrannt sind. Antidepressive Medikamente wirken entsprechend oft zu wenig oder gar nicht. Die Symptomatik wirkt bei anhaltendem Verlauf wie eine Selbstbestrafung. Die mutlosen Mädchen bestrafen sich für sich selbst, für ihr Sosein, für ihr Dasein. Sie hassen sich für ihr Scheitern und können gleichzeitig kaum Hilfe annehmen. Zumindest sind die Angebote innerhalb der Familie unannehmbar und beschämend.

Es gibt Mädchen unter ihnen, die traumatisiert sind, aber dieser seelische Zustand scheint nicht häufiger vorzukommen, als es in unserer kinder- und jugendpsychiatrischen Klientel »normal« ist.

Sexueller Missbrauch ist ein Phänomen, das bei kinder- und jugendpsychiatrischen Erkrankungen gehäuft vorkommt. In unserer Diagnostik, in unserer Suche nach Ursachen läuft diese Frage naturgemäß immer mit. Ist das Steckenbleiben mit einem Trauma verknüpft, so ist es wichtig, das Trauma aufzugreifen und aufzuarbeiten. Mutlosigkeit und die Scheu, sich zu zeigen, erklären sich in diesen Fällen unmittelbar. Aber eine große Exhibitionsangst trifft auch auf die nicht traumatisierten mutlosen Mädchen zu.

Im Laufe der Zeit ziehen sich die Mädchen immer weiter zurück. Sie scheitern am täglichen Laufsteg, der durch die sozialen Medien befeuert wird. Die Angst, sich zu zeigen, wird zum Hauptauslöser für ihren Rückzug, der so weit gehen kann, dass auch der eigene Körper nicht mehr wichtig ist. Auch er hat keine Fürsorge verdient – wie die Mädchen selbst. Dann kann er auch verwahrlosen. Dann ist alles egal. Dieser zerstörerische Kreislauf kann schließlich in Selbstverletzungen oder auch suizidalen Krisen enden.

Die Mädchen sind krank. Ihr Kranksein ist irgendwann identitätsstiftend. So paradox es klingt: Die mutlosen Mädchen ziehen ihre reduzierte Lebensenergie aus diesem Gefühl des Scheiterns, der Unfähigkeit und des maximalen Rückzugs von der Welt.

Wie lässt sich der Befund einordnen?

Hier soll auf keinen Fall vorschnell eine neue Krankheit ausgerufen werden. Wir sind es unseren Kindern, den mutlosen Mädchen, schuldig, nichts zu übersehen. Entwicklung in der Medizin bedeutet immer, dass der genauere Blick mehr Phänomene, mehr Symptome und auch mehr Krankheiten zutage fördert. Wenn ein Mikroskop immer leistungsstärker entwickelt wird, dann entdeckt man immer mehr und feinere Strukturen. Sie sind nicht mehr zu übersehen. Ob die Medizin daraus neue Krankheiten macht oder die zu sehenden Phänomene anders zuordnet, ist die verantwortungsvolle Aufgabe jeder neuen Generation von Ärzten und Psychotherapeuten. Hier geht es darum, auf ein Phänomen hinzuweisen und eine Diskussionsgrundlage zu schaffen. Und betroffenen Mädchen und ihren Familien jetzt schon zu helfen.

Wie könnte man die mutlosen Mädchen einordnen? Wie ist es zu verstehen, dass eine kleine Gruppe von Mädchen ausschert und nicht in die erfolgreichen Fußstapfen ihrer Mütter treten möchte?

Es könnte so einfach sein. Ängstliche Mädchen folgen ihren im Leben erfolgreichen Müttern. Nehmen sie sich zum Vorbild und müssen sich keine Sorgen machen. Und genau an dieser Stelle bleiben die Mädchen stecken. Für sie sind ihre Mütter keine Vorbilder. Das ist ein dramatischer Befund. Mütter oder Väter müssen keine Vorbilder sein, wenn in Kindern eigene Bilder von Entwicklungen und Wegen entstanden sind. In diesem Fall sind Eltern Vorbilder, indem sie ein anderes Bild ermöglichen. Aber mutlose Mädchen haben noch keine eigenen Vorstellungen von ihrem Leben. Ihre Entwicklung gerät ins Stocken.

Mutlose Mädchen werden als unauffällige Mädchen beschrieben. Befragt man sie genauer, stellt sich heraus, dass sie schon immer tendenziell ängstlich waren. Sich subjektiv immer angestrengt haben. Bei ihnen wurde Überanpassung mit Freundlichkeit und Unbedarftheit verwechselt. Diese Verwechslung oder Zuschreibung vergrößert die Anstrengung bei den Mädchen.

Natürlich wollen alle Kinder gefallen, uns nicht zur Last fallen und gemocht werden. Wenn ein Kind spürt, dass für das Ängstliche kein Platz ist, versucht es, diesen Zustand nicht spürbar werden zu lassen. Eltern werden sagen: »Wir hätten gar nichts gegen etwas mehr Ängstlichkeit gehabt. Wir lieben sie schon immer so, wie sie ist.« Und wenn es Geschwister gibt: »Wir lieben sie, wie alle anderen Kinder auch.« Möglicherweise mögen die kleinen mutlosen Mädchen ihre ängstliche Disposition auch an sich selbst nicht und machen daraus den inneren Satz: »Mama und Papa wollen bestimmt, dass ich mutiger bin.« Und schon etabliert sich ein Selbstmythos, der mehr oder weniger tatsächlich von den elterlichen Erwartungen befeuert wird.

Die kleinen Mädchen beginnen, gegen ein Gespenst anzuarbeiten, das sie von nun an begleiten wird: »Ich muss mutiger werden, mich mehr trauen.« Oder: »Mama und Papa mögen mich lieber, wenn ich weniger Angst habe.« Mit diesen Sätzen nimmt ein Schicksal seinen Lauf, das Jahr für Jahr mehr in die Mutlosigkeit führt. Es gelingt den Mädchen nicht, sich eine größere innere angstfreie Zone zu schaffen. Der Paddock für das Pony ist eng umzäunt und wächst nicht mit. Im Gegenteil, der Platz für die Seele des Mädchens wird kleiner und enger. Der Zaun aus Angst dagegen wird stärker und größer. Platzmangel und Sicherheit bleiben auf das Engste miteinander verbunden.

Das familiäre Umfeld

Auf der anderen Seite stehen die Mütter, die gute Bedingungen für alle schaffen. Sie sind berufstätig und kümmern sich darüber hinaus um die Kinder, den Haushalt und die Familie. Mütter geben alles. Gehen an Grenzen. Überschreiten manchmal Grenzen. Vielleicht zu oft. Damit zeichnen sie ein Bild von Weiblichkeit und Mütterlichkeit, das prototypisch ist für die Generation der Mütter 2.0. Gekennzeichnet von dem Anspruch, allen Anforderungen an moderne Mutterschaft gerecht zu werden, gestalten sie ein perfektes Bild von sich selbst. Die Anstrengung, die damit verbunden ist, wird wieder weggearbeitet. Bis eine Mutter übrig bleibt, die ihre eigenen Bedürfnisse immer hintanstellt. »Und wo bleiben Sie dabei?« Diese Frage in der Familientherapie wird oft mit einer Mischung aus Ungläubigkeit und Schreck entgegengenommen.

Der daraus entstehende Mutter-Tochter-Dialog ist ebenfalls von Anstrengung geprägt. Die Mädchen strengen sich an, um hinterherzukommen. Die Mütter geben sich alle Mühe, um die Bedürfnisse ihrer Töchter zu erfüllen. Das Drama entsteht dadurch, dass sie sich gegenseitig nicht gerecht werden. Nicht gerecht werden können. In der Beziehung zwischen Mutter und Tochter geschieht ein Übersetzungsfehler mit Folgen. Ein emotionales Mismatch. Das ist ganz ohne Vorwurf gemeint und in Anerkennung einer Verquickung, für die niemand etwas kann.

An dieser Stelle spätestens kommen die Väter ins Spiel, die – physiologisch bedingt – mit neun Monaten Verspätung in die Beziehung zu ihren Kindern einsteigen und diese Verspätung in der Regel auch nicht aufholen. Es ist müßig, darüber nachzudenken, ob der Satz: »Vaterschaft beginnt mit einer Beziehung, Mutterschaft schon neun Monate früher« veränderbar ist. Am Ende steht doch eine biologische Größe. Eine Dimension, die keinen Vater dafür entschuldigt, weiterhin entfernt zu bleiben. Manchmal ist diese relative Entfernung hilfreich. Väter müssen den Rahmen halten und die Mutterschaft schützen. Und sie müssen ihren mutlosen Mädchen als Ausblick in eine gute Männerwelt zur Verfügung stehen.

Wenn leistungsorientierte Männer übersehen, dass ihre Töchter ängstlich-zurückhaltend sind, dann werden sie für die Mädchen schnell unerreichbar. Die Töchter wissen nicht, was sie ihren Vätern bieten können. Sie spüren keinen inneren Wert, der Beachtung finden könnte. Die Väter, immer noch gefangen in dem männlichen Stereotyp, dass Männlichkeit und Emotionalität sich nicht gut vertragen, gehen darüber hinweg. Ohne Zweifel gibt es heute engagierte Väter, dennoch ist in unseren Sprechstunden der Proporz nach wie vor zugunsten der Mütter verschoben.

Das mutlose Mädchen mit seinen Eltern ist nicht allein – eine Familie flankiert das Geschehen. Interessanterweise finden sich in unserer Klientel der mutlosen Mädchen kaum Einzelkinder. Es gibt Geschwister, es gibt eine »normale« Familie. Es gibt vor allem Geschwisterbeispiele, die sich gut entwickeln und unauffällig sind. Unter Geschwistern entsteht nicht selten die unbewusste Konstellation, dass ein Platz, der schon mit einer spezifischen Dynamik belegt ist, nicht kopiert wird. In Abhängigkeit der primären Persönlichkeit der Kinder nimmt beispielsweise ein zweitgeborenes Kind intuitiv nicht den lauten Part des Erstgeborenen ein, sondern wartet ab, schaut zu und wirkt zurückhaltender. Oder umgekehrt. Die Variationen sind so vielfältig, wie Kinder es sind.

Das gesellschaftliche Umfeld

So komplex die unmittelbare Welt der Mädchen ist, so sehr setzt sich dies in die Schulwelt fort. Die Schule ist der soziale Ort, an dem sich alles für die mutlosen Mädchen verdichtet. Sich zeigen zu müssen, sich zu melden, Leistung im Kontakt und in der Konkurrenz zu den Mitschülerinnen und Mitschülern zu erbringen, komprimiert die Dynamik eines primär ängstlich-schüchternen Mädchens. Die Schule als sozialer Ort versagt und bleibt bei Leistungsforderungen, die immer schlechter von den Mädchen beantwortet werden können. Die Aufkündigung des inneren Vertrags mit der Schule ist dann nur noch eine Frage der Zeit.

Die digitalen Welten dagegen sind für die mutlosen Mädchen Fluch und Segen zugleich. Die glitzernde Welt der Likes, der endlosen Laufstege und der atemlosen Entgegennahme von Bildern und Nachrichten aus der persönlichen Welt der anderen beweist jede Sekunde, wie weit entfernt die mutlosen Mädchen davon sind. Und gleichzeitig suggeriert diese Welt Teilhabe. Wer weiß denn schon, welches Foto und welche Nachricht echt sind? Wer weiß, ob aus einem Like nicht in der nächsten Sekunde eine Hasstirade und ein Shitstorm werden? Wenn es gut läuft, dann hilft die digitale Welt den mutlosen Mädchen, den Anschluss nicht ganz zu verlieren. Ein digitaler Kontakt zu anderen ist nicht artifiziell – das sollten sich die Erwachsenen immer vergegenwärtigen. Und Kinder ohne Moralisierung medienkompetent machen. Wenn es schlecht läuft, ist die digitale Welt für die Mädchen ein weiterer Beweis der Niederlage und des Versagens. Bei so viel Glitzer kann kein mutloses Mädchen mithalten.

Hinzu kommt, dass die Bilderflut aller Medien gesteigert sexualisierend ist. Sexualität ist ein Lebensbereich, der bei den mutlosen Mädchen oft ausgeklammert ist. Die direkte körperliche Begegnung mit einem anderen Menschen ist außerhalb jeder Vorstellung. Sexualität wird zum Inbegriff des Ausschlusses und des Ausgeschlossenseins. Sex ist triebhaft, unkontrolliert und direkt und wird für »schmutzig« befunden. Diese Zuschreibung hilft den Mädchen, diesen Bereich auszuklammern und sich nicht zu »beschmutzen«. Und gleichzeitig bedeutet dieses Ausklammern ein Weghalten des Lebens. Die Klammer macht es den Mädchen leichter, sich weiterhin zurückzuhalten. Der Sprung hinüber wäre einfach zu gefährlich.

Dann lieber wieder klein werden. Die Mädchen regredieren und gehen innerseelisch auf eine andere, frühere Stufe der Entwicklung zurück. Das kann hilfreich sein, wenn dies in einer psychotherapeutischen Behandlung geschieht. Dann kann der Rückschritt den Fortschritt einläuten – vorausgesetzt, die Patientinnen halten nicht daran fest und entwickeln keine sogenannte »maligne«, also bösartige, Regression. Regressive emotionale Bewegungen helfen uns, Schwung und Kraft für Weiterentwicklungen zu holen. Einmal noch den Grießbrei löffeln … und dann gestärkt hinaus in die Welt gehen. Das funktioniert aber nur, wenn wir zurückkehren möchten. Die mutlosen Mädchen jedenfalls sind in der Gefahr, die Regression unbewusst dafür zu nutzen, ihren Rückschritt und Stillstand zu untermauern.

Zeitgeist beschreibt eine übergreifende ethisch-moralische Haltung in Gesellschaften. Wir leben in einer Zeit, die durch ein Mehr an Diversifizierung, an Möglichkeiten des Verhaltens und Seins gekennzeichnet ist. So gut es ist, dass vielen Strömungen und Erkenntnissen nachgegangen wird, so sehr bestehen darin zwei Gefahren: zum einen eine Förderung von Beliebigkeit und zum anderen eine Zuspitzung einzelner Haltungen. Der gesellschaftliche Konsens schwindet zwangsläufig, weil mehr möglich ist. Es sei denn, die Grundfeste demokratischer Toleranz steht nicht zur Debatte. Genau das aber wird an einigen Stellen aufgekündigt.

Die Folgen sind moralistische Entwicklungen, die über ihre innere Radikalisierung auf Stabilität hoffen. Die Welt ist dadurch nicht friedlicher geworden. Sensible oder sensitive mutlose Mädchen müssen vor dieser Welt, die andere und mehr Entscheidungen abverlangt, zurückschrecken. An Radikalisierung, an hasserfüllten Kommentaren und an Ausgrenzung kann niemand Interesse haben. Wem der Mut fehlt, wird durch ein Klima, das Werte wie Anerkennung und Respekt nicht mehr unterstützt, stärker als andere zurückgedrängt. Durch Shitstorms hinwegfegt.

Über gute, unaufschiebbare und unabdingbare Entwicklungen des Feminismus und der Gleichberechtigung ist für viele Mütter eine Situation entstanden, in der sie für die Grundlagen der Familie – und damit der Gesellschaft – einstehen. Ein wirkliches Teilen zwischen Müttern und Vätern findet kaum statt. Mütter sind erschöpft. Mutterschaft als zentrale Größe unserer Gesellschaft erfährt keine Wertschätzung. In dieser Lücke finden sich die mutlosen Mädchen nicht wieder. Sie möchten ihren Müttern nicht nacheifern. Sie finden kein Modell, kein Kleidungsstück, das sie gern anziehen möchten.

Mutlose Mädchen halten uns einen Spiegel vor

Die Therapieverläufe zeigen es. Langsame, sehr langsame Entwicklungen fordern Geduld und immer wieder psychotherapeutische Kreativität und das Verteilen auf verschiedene Schultern. Manchmal auch das Schreiben eines Buches. Am Ende – und dieses Ende ist oft nicht mit 18 oder 21 Jahren erreicht – bleibt die Hoffnung. Nicht als für sich stehende, entleerte Dimension, sondern als Haltung, die kleine Schritte sieht, das Große nicht aus dem Blick verliert und nicht aufgibt.

Mutlose Mädchen halten uns einen Spiegel vor, in dem sich unsere Vorbildhaftigkeit verliert. Das ist sehr kränkend. Wir alle möchten zufriedene Kinder. Mädchen, die sich ihren Weg suchen. Mädchen, die uns vielleicht zeigen, was wir ihrer Meinung nach nicht richtig gemacht haben. Wo unser Weg nicht ausreichend bedacht war. Kinder haben nicht den Auftrag, Eltern zu erklären, was sie anders machen können. Kinder sind allerdings prädestiniert dazu, uns das zurückzugeben, was wir ihnen versucht haben mitzugeben. Im besten Fall wird daraus ein Generationendialog, der konstruktiv nach vorn schaut. Mit den mutlosen Mädchen verlieren wir diesen Blick. Wir sollten ihn gemeinsam zurückerobern. Die Einladung steht.

3 FALLGESCHICHTEN AUS MEINER PRAXIS

Emma

Emma ist 15 Jahre alt. Ein hochgewachsenes, ernstes Mädchen, das mich stumm anschaut. Als müsse sie erst einmal überprüfen, was ich für ein Mensch bin. Ich bin nicht der erste Kinder- und Jugendpsychiater, bei dem ihre Eltern sie vorgestellt haben. Auf meine Frage, ob sie freiwillig da sei, schaut sich mich erstaunt an und zuckt mit den Schultern. Ihr schmaler Mund wirkt verschlossen. Wie ein Reißverschluss, der sich verklemmt hat.

In mir entsteht ein Bild einer verletzten Kinderseele, und ich weiß intuitiv, dass ich Geduld haben muss. Wie eine gejagte Seele duckt Emma sich weg, geht mir aus dem Weg, kann sich nicht zeigen oder öffnen. Indem ich erzähle, was für einen Beruf ich habe und was für Kinder und Jugendliche zu mir kommen, gebe ich ihr etwas Zeit. Und so kann sie schließlich auf meine Frage, ob sie denn bei mir richtig sei, mit einem verhaltenen »wahrscheinlich« antworten. Ich freue mich über die leise Öffnung.

Der offizielle Vorstellungsanlass war eine schon vordiagnostizierte Depression. Im Kontakt macht mich von Beginn an nachdenklich, dass bei aller Zurückhaltung von Emma kein wirklich depressiver Affekt spürbar ist. Vielmehr wirkt sie erschrocken, als sei ihr etwas begegnet, das zu einem massiven Rückzug geführt hat. Sie macht einen erschöpften und ratlosen Eindruck. Natürlich denke ich gleich an traumatisierende Erlebnisse, die sie gehabt haben könnte. Später werde ich lernen, dass es dafür keinen Anhaltspunkt gibt. Das Ausmaß des Rückzugs ist allerdings so ausgeprägt, dass ich mir nur schwer vorstellen kann, dass Emma ohne Trauma in diesen Zustand hineingeraten ist.

So bin ich konfrontiert mit einem Mädchen, das im ersten Schritt zwar nicht so schwer zu erreichen ist, aber durch ihre Stummheit, ihre komplett zurückgenommene Mimik und ihr Schulterzucken ohne Blickkontakt in einem inneren Gefängnis verharrt, das nur schwer auszuhalten ist. Gleichzeitig ist auch spürbar, dass jeder Versuch von außen, an der Gefängnistür zu rütteln, geschweige denn Emma dort herauszuziehen, sofort zum Scheitern verurteilt wäre. Ich sitze ihr gegenüber und spüre die Wucht einer innerlich komplett verknoteten Seele. Eine Wucht, die auch mich ratlos werden lässt. Emma wirkt so kraftlos, dass ich nicht die Hoffnung habe, ihr schnell helfen zu können. In einem Teil ihrer Seele ist aber auch eine Verweigerung spürbar. Das ist immerhin lebendig, denke ich. Darin steckt eine Kraft, eine narzisstische Energie, die sich daran misst, wie wichtig es Emma zu sein scheint, dass die Erwachsenen sich kümmern. Das überangepasste Mädchen, das sie lange war, protestiert.

Schließlich flüstert Emma leise Antworten auf meine Fragen. Ich habe mich mit ihr darüber verständigt, dass ich Fragen stellen darf, weil es offensichtlich zu schwer für sie ist, von sich aus zu sprechen. Emma merkt, dass kein Vorwurf dahintersteckt – im Unterschied zu der ungeduldigen Mimik ihres Vaters. Sie gibt leise und in kurzen Sätzen Auskunft.

Dadurch entsteht ein Bild eines Mädchens, das bis vor einem halben Jahr unauffällig zur Schule gegangen ist. Sie war eine gute

Schülerin, eher schüchtern und zurückhaltend. Mehr für sich. Niemand hätte geahnt, dass Emma nach einem grippalen Infekt, der sie eine Woche aus der Schule nahm, nicht mehr dorthin zurückkehren würde. War es für den Vater, bei dem Emma lebt, zunächst noch ein Effekt der Krankheit, stellte sich mit jedem Tag neu heraus, dass Emma erst mit Bauchschmerzen, dann mit einem unspezifischen Unwohlsein nicht mehr in die Schule gehen konnte – oder wollte.

Das war auch für die sich nun einschaltende Mutter nicht immer zu trennen. Schnell entwickelte sich daraus ein teuflischer Kreis: Je mehr die Eltern drängten, desto mehr zog sich Emma zurück. Und wenn die Eltern sie gewähren ließen, änderte das an ihrem Zustand auch nichts. Nur im Haushalt des Vaters war sie unverändert, immer hilfreich und fleißig. Einzig die Beziehung zu ihrer älteren Schwester war spürbar wichtig, aber auch sie konnte nichts ausrichten.

Emma steckte fest. Gab immer weniger Auskunft. Hatte immer weniger Kontakte.

Die Eltern bekamen es mit der Angst. Die Zukunft von Emma schien gefährdet. Sie hatte noch nicht einmal den Mittleren Schulabschluss hinter sich gebracht. Und jetzt dieser Stillstand?!

Emmas Eltern hatten sich schon früh getrennt. Kurz nach der Trennung erkrankte die Mutter vorübergehend schwer und konnte sich nicht ausreichend um ihre Kinder kümmern. So zogen beide zum Vater, was so blieb, weil Emma und ihre Schwester ihrer Mutter auch nach ihrer Genesung nicht zur Last fallen wollten. Ein regelmäßiger liebevoller Kontakt blieb Ausdruck ihrer stabilen Beziehung. Die Mutter, eine erfolgreiche Kauffrau, war immer ambivalent: Einerseits kam es ihr beruflich entgegen, dass die Mädchen nicht mehr bei ihr wohnten, andererseits fehlten sie ihr. Der Vater, ein Anwalt, war viel in seiner Kanzlei. Ein Mann, der sich schwertat mit Gefühlen, aber auch alles daransetzte, um seinen Töchtern ein gutes Leben und eine gute Ausbildung zu ermöglichen.

Beide Eltern waren bald von der Wucht von Emmas Symptomatik überwältigt. Nichts half. Einer ersten Therapeutin öffnete Emma sich nicht, sodass diese Kollegin die Behandlung nach drei Monaten wieder abbrach.

Die geflüsterten Auskünfte von Emma waren berührend, und gleichzeitig war klar, dass es keine schnelle Lösung geben würde. Emma würde nicht wieder in die Schule zurückgehen, konnte aber auch nicht sagen, was stattdessen mit ihrem Leben geschehen sollte. Sie fühlte sich nicht einsam, versank aber in ihrer Ratlosigkeit, die sich sofort auf alle übertrug, die mit ihr zu tun hatten. Emma fehlte jede Neugier, jeder Ansporn, jeder Mut. Dabei fühlte sie sich nicht traurig, allenfalls lustlos. Und auch im Kontakt war keine Depressivität im eigentlichen Sinn spür- und eruierbar. Dennoch hatte Emma zumindest für die Antriebslosigkeit eine eindeutige Indikation für eine antidepressive Medikation, die parallel zu psychotherapeutischen Angeboten angesetzt werden sollte. In diesem Punkt wurde Emma sehr deutlich: Sie wollte keine Medikation, ohne wirklich erklären zu können, weshalb.

Unser Team hatte den Eindruck, der Symptomatik ebenso ausgeliefert zu sein wie Emma und ihre Eltern, wie überhaupt alle um sie herum. Ein menschliches System verliert ein Mädchen, ohne dass es sich umbringen oder selbst verletzen möchte, wie wir es sonst gewohnt sind. Es half alles nichts: Die Symptomatik und die Lebensbehinderung waren so ausgeprägt, dass wir Emma stationär aufnehmen mussten.

Auch dort ein massiv berührendes und eindrucksvolles Bild: Ein großes, schlankes Mädchen steht in der Lobby, dem täglichen Begegnungsraum in der Marzipanfabrik, und ist erstarrt. Jede Form freundlich-vorsichtiger Ansprache führt zu einer seelischen und motorischen Salzsäule. Unabhängig, ob andere Jugendliche oder Mitarbeiter sich ihr nähern – immer dieselbe Reaktion: Emma verstummt, bewegt sich nicht mehr und verharrt wie erstarrt.

Auch in der Psychotherapie zeigte sich ein ähnlicher Verlauf. Es dauerte Wochen, bis Emma sprach. Anfangs ging nur Nebensächliches, und sobald es persönlicher wurde, verfiel Emma wieder in ihr versteinertes Schweigen. Große Geduld war gefragt, und in allen Supervisionen ging es darum, wie in aller Welt die Mitarbeiterinnen und Mitarbeiter das aushalten sollten.

Im Rahmen der gesamten Behandlung erarbeiteten wir uns mit Emma und ihren Eltern ein Verständnis ihrer seelischen Entwicklung. Ein von seiner Grundkonstitution her ängstlich-schüchternes Mädchen erlebt, wie sich ihre erfolgreiche Mutter im Kontext einer körperlichen Erkrankung und Bedrohung zurückzieht. Und das Mädchen entscheidet sich vordergründig ohne Probleme, zum Vater zu gehen – auch wenn die Beziehung dort schwieriger war und Emma deutlich mehr auf sich gestellt war. Sie mobilisierte ihre Ressourcen und war ein angepasstes, hilfreiches und stilles Mädchen.

Bis ein Infekt sie aus der Schule holte. Plötzlich war innerlich nichts mehr wie vorher. Emma konnte nicht so weitermachen. Aus Ratlosigkeit wurde ein tiefes mutloses Gefangensein. So weiterzumachen, hätte keine Perspektive geliefert. Emma wollte nicht so werden wie ihre Mutter, die subjektiv versucht hatte, den Erfolg im Beruf mit ihrer Mutterschaft zu verbinden. Und sie hatte einen Vater erlebt, der für keinerlei Beziehung geschaffen war. Wie sollte da eine innere Perspektive entstehen? Warum aber konnte Emma ihre gute Intelligenz und ihr Anpassungsvermögen nicht für sich nutzen?

Es gibt manchmal familiäre Konstellationen, in denen wir Kinder bitten müssen, schneller zu wachsen, damit sie ihren Aufwachsbedingungen entkommen können. Auch Emma hat Schwieriges erlebt, aber auch lange Zeit konstruktiv für sich genutzt. Selbst wenn man unterstellt, dass das innere Ausmaß offensichtlich größer für Emma war, als für uns erkennbar: Das existenzielle Ausmaß ihres Rückzugs erklärte das nicht. Emma war ein mutloses Mädchen, das durch nichts zu locken war. Ein Mädchen, das nicht sterben, aber auch nicht leben konnte. Absoluter Stillstand. Nichts interessierte sie mehr. Sie hatte keine Vorbilder, hatte keine Hoffnung und sah keinen Weg. Dabei war ihre Depressivität nur gering ausgeprägt. Selbst als sie mit der Zeit in der Klinik aufblühte und mit Freude für alle backte – sie spürte keine innere Resonanz auf die Freude der anderen. Manchmal bekam sie sogar das Gefühl, sich darauf einzulassen, wäre für ihre Seele giftig gewesen.

Schließlich schafften wir in einer therapeutischen Wohngruppe neue Lebensbedingungen für Emma unter Fortführung einer ambulanten hochfrequenten Psychotherapie. Das Entscheidende für mich war, dass ich keine mich wirklich überzeugende Erklärung für die Symptome von Emma fand. Das Ausmaß der Mutlosigkeit und Kraftlosigkeit war so herzzerreißend und gleichzeitig so lähmend, dass ich beschloss, mich noch intensiver auf die Suche nach Antworten zu begeben.

Hella

Hella ist 13 Jahre alt. Groß, schlank, verschreckt. Nein, sie ist nicht wirklich freiwillig bei mir, aber letztlich ist es ihr egal. Sie findet, ihre Mutter macht viel zu viel Aufhebens um die ganze Sache. Es hat sich doch gar nicht so viel verändert! Sie geht nicht mehr regelmäßig zur Schule, ja. Und etwas an Gewicht hat sie auch verloren, ja, aber sie war doch schon immer schlank. Und eine gute Schülerin. Hinter dieser verharmlosenden Fassade wirkt Hella traurig. Als ich das vorsichtig anspreche, sackt sie noch mehr in sich zusammen und schaut mich mit großen blauen Augen verloren an.

Neben ihr sitzt ihre Mutter, eine offensichtlich besorgte Frau, die in den letzten drei Monaten viel hat arbeiten müssen. Sie ist eine erfolgreiche Werbemanagerin und führt seit der Trennung von ihrem Mann vor zehn Jahren eine eigene Agentur. Sie hat immer alles geschafft, sich um alles bemüht, um den älteren Bruder von Hella und um sie. Die Mutter hat nicht gemerkt, dass etwas nicht stimmt, und hat das Gefühl, ihre Tochter entgleite ihr. Sie kann nicht sagen, warum. Hellas Mutter merkt nur, dass alles noch viel schlimmer wird, wenn sie den Druck erhöht. Hella hat doch auch immer alles geschafft, ist eine gute Schülerin. Warum riskiert sie das jetzt alles?

Hella will von ihrem Vater schon länger nichts mehr wissen. Er hat eine neue Frau und ein neues gemeinsames Kind. Er hat sie noch nie verstanden. Dann will Hella auch nichts mehr von ihm. Und ihre Mutter hat ja auch einen neuen Freund, der viel Zeit beansprucht. Wozu soll sie in die Schule gehen? Um in so eine anstrengende Welt zu müssen?

Neben der Traurigkeit wird auch ein wenig Trotz spürbar. Nein, mit ihrem Körper ist sie zufrieden, möchte eigentlich nicht abnehmen. Aber sie hat einfach keinen Hunger mehr. Ihr Magen ist wie zugeschnürt. Und vor der Schule hat sie inzwischen Angst.

Der innere Zustand von Hella ist deutlich spürbar und auch gut nachvollziehbar. Er wirkt seelisch so schlüssig, dass sich dieser Zustand von Mutlosigkeit auch auf mich überträgt. Weder zum Essen noch dazu, wieder in die Schule zu gehen, werde ich Hella überreden können. Wie soll sich in absehbarer Zeit in ihr und um sie herum so viel verändern, dass die kleine lebendige Hella von früher wieder Raum in ihr greifen kann?

Hella möchte nicht, dass ihr Vater mit in die Behandlung einbezogen wird. Auch der Mutter ist es recht, wenn er mit seiner herrischen Art nicht stört. Sie ist froh, dass in den letzten zwei Jahren kein Krieg mehr zwischen ihnen geherrscht hat. Weil ich ihn als sorgeberechtigten Vater nicht ausschließen darf, rufe ich den Vater an. Er schreibt Hellas Zustand seiner Ex-Frau zu, zeigt sich aber einverstanden damit, ohne seinen Einbezug mit der Behandlung zu beginnen. Ich möchte den Vater im Verlauf der Therapie auch gar nicht ausschließen, vermute ich doch hinter Hellas Rückzug eine große Vatersehnsucht.

Im Einzelgespräch mit Hella versuche ich, noch besser zu verstehen, was los ist. In erster Linie wird immer wieder diese extreme Ratlosigkeit spürbar. Mit der Diagnose einer Depression würde ich ihrem Zustand nicht gerecht werden. Sie ist auch nicht antriebslos, sondern malt viel und beschäftigt sich zu Hause allein mit unterschiedlichen Dingen. Sie hält auch noch Kontakt zu ihren Freundinnen, wenngleich sie sich seltener mit ihnen trifft. Aber daran hatten sich seit der Corona-Pandemie sowieso alle gewöhnt. Das ist nicht schlimm. Hella kommt es eher entgegen.

Magersüchtig ist Hella auch nicht, sie versichert glaubhaft, dass sie mit ihrer Figur zufrieden sei. Hinter der Ratlosigkeit ist auch eine große Mutlosigkeit spürbar. Nichts lockt sie, nichts und niemand ist wirklich interessant. Hella will nicht mehr rausgehen, am liebsten nur noch zu Hause bleiben. Auf das Tanzen hat sie wegen der Pandemie sowieso schon verzichten müssen. »Schauen Sie doch meine Mutter an. Soll ich so werden wie sie? Gehetzt, erschöpft und am Ende unglücklich? Oder am liebsten doch ohne Kinder? Dann aber bin ich ja überflüssig. Also: Wozu das Ganze?«

Ja, wozu? Diese Frage konnte auch ich nur mit moralischen Kategorien beantworten. Wie sollte ich in Hella Lebensneugier wecken? Das würde nicht so schnell gehen. Natürlich hatte ich eine Vorstellung davon, wie sehr sie aus guten inneren Gründen dabei war, alles Lebendige in sich abzuschalten. Ich konnte mir auch vorstellen, ihre Lebensfreude in den nächsten zwei Jahren wieder Stück für Stück zu erarbeiten und sie ihre Triebwelt erobern zu lassen. Dann aber würde sie voraussichtlich eine lange Zeit einfach nicht zur Schule gehen.

Etwas hilflos schlug ich schließlich vor, Hella stationär aufzunehmen. Ein Settingwechsel erschien sinnvoll, vielleicht würde sich etwas von der inneren Verknotung von Hella lösen und sie würde zumindest das Angebot der Klinikschule annehmen.

Luisa

Luisa ist 16 Jahre alt. Ohne Mimik und ohne Blickkontakt sitzt sie vor mir. Die klassische Symptomatik eines depressiven Mädchens, denke ich. Dann entstehen zwei Bilder von Luisa. Die eine Luisa ist herabgestimmt und verzweifelt, die andere Luisa spricht über ihre Freundinnen und ihre Interessen, als sei nichts geschehen.

Immer wenn das Thema auf die Schule zu sprechen kommt, fällt Luisa in sich zusammen. Nein, es sei nichts Besonderes passiert. Sie sei immer eine mittelmäßige Schülerin gewesen, mochte ihre Klasse und auch ihre Lehrer. Seit den Osterferien – es ist jetzt September – geht Luisa nicht mehr in die Schule. Und nein, sie kann es auch nicht erklären. Anfangs habe sie es versucht, aber schnell habe sich die Schule, allein schon das Gebäude, als ein Ort der Unmöglichkeit herausgestellt.

Wenn sie darüber spricht, ist sie affektiv beteiligt, aber darin liegt eine auffällige Abgeschlossenheit. So ist das, und daran wird sich auch nichts ändern. Gleichzeitig ist spürbar, dass Luisa sich ihr Leben anders vorgestellt hat und der ursprüngliche Plan in sich zusammengefallen ist.

Luisas Eltern betonen glaubhaft, dass sie keine erfolgreiche Abiturientin aus ihrer Tochter machen wollten. Den Satz »Hauptsache, sie wird glücklich« glaubt man ihnen, wenngleich der Vater mit harter Arbeit nach einem Abitur in der Abendschule ein erfolgreicher Anwalt geworden ist und die Mutter als rechte Hand in einem mittelständischen Unternehmen alles managt und stolz darauf ist, zwei Kinder, einen älteren Sohn und Luisa, den Haushalt und den Beruf immer erfolgreich parallel bewältigt zu haben.

»Sagen Sie uns, was wir falsch gemacht haben. Und vor allem: Was wir tun sollen. Wir werden versuchen, es umzusetzen.« Das ist authentisch und bleibt gleichzeitig in der Dynamik, die Luisa mit in ihre Situation gebracht hat: perfekte Eltern, die nie stolpern, die auch Zweifel und Unsicherheit benennen können und denen Luisa immer nur vorwerfen kann, dass sie zu druckvoll sind. Das stimmt und ist gleichzeitig falsch. Luisas Eltern sind nicht druckvoll, weil sie Druck ausüben, sondern weil sie so sind, wie sie sind: erfolgreich und leistungsstark. Besonders für die Mutter ist das zum Verzweifeln. Was um alles in der Welt hat sie falsch gemacht? Sie zeigt ihren Kindern doch lediglich, wie ein erfolgreiches Leben einer Frau und Mutter verlaufen kann.

Nachdem sich an der Symptomatik von Luisa auch nach einer stationären Behandlung nicht wirklich viel verändert hat – es gibt nur innerseelische Veränderungen im Mikrobereich –, nähert sich der innere Zustand der Mutter dem ihrer Tochter: Sie ist gelähmt und ohne jede Hoffnung auf Veränderung. Der Unterschied besteht lediglich darin, dass die Mutter nach wie vor arbeitsfähig ist, während sich ihre Tochter weiterhin komplett zurückzieht. Soll sie ihre Tochter aufgeben? Oder nur noch alimentieren? Beide Frauen bleiben zwischen Wut und Verzweiflung stecken.

Marga

Marga ist 16 Jahre alt. Sie ist ein körperlich kleines Mädchen mit roten zerzausten Haaren, das in die Therapie kommt, weil sie schon länger ihr Gehör verloren hat. Sie wirkt herabgestimmt und kann nur mit großer Anstrengung sprechen. Nach einer Infektion beider Ohren war Margas Gehör nicht wiedergekommen. Ähnlich wie bei angeborener Taubheit musste sie mit einem Hörgerät versorgt werden. Eine komplette und wiederholte körperliche Untersuchung sowie umfangreiche logopädische Behandlungen ließen keine Alternative zu. Alle Versuche – auch gemeinsam mit dem Pädaudiologen –, das Gehör wieder zum Leben zu erwecken, scheiterten. Ein mehrwöchiger Aufenthalt in einer Spezialklinik zeitigte ebenfalls keine Besserung. Also ging ich davon aus, wir würden Zeit brauchen, wahrscheinlich viel Zeit.

Anfangs war Marga noch ein Mädchen, das ihrem Leben ausreichend und auch mit Spaß nachging. So spielte sie beispielsweise mit großer Freude Theater in der Schule, obwohl sie nicht alles verstand. Doch zunehmend wurde ihr die Schule zu einer großen Last. Niemand aus ihrem Freundeskreis störte sich an ihrer Schwerhörigkeit, niemand mit Ausnahme von Fremden stellte nachvollziehbare Fragen wie: »Hast du mich nicht gehört?«

Im Laufe der Zeit zog sich Marga jedoch immer mehr zurück. Sie wechselte die Schule, kam aber auch dort nicht zurecht. Das lag nicht an sozialer Ausgrenzung oder anderen Erlebnissen von Misserfolg, sondern daran, dass es einen unaufhaltsamen Rückzug gab, den ich zunächst im Zusammenhang mit einer depressiven Entwicklung verstand. Aber kein Antidepressivum half. Das galt auch für meine Behandlung. Unsere therapeutische Beziehung war von Beginn an gut, durch Vertrauen getragen und gleichzeitig ungenügend.

Mir ging es wie den Eltern, insbesondere der Mutter, einer erfolgreichen Lehrerin. Die ältere Schwester von Marga steuerte unbeeinträchtigt auf das Abitur zu, während Marga einen Platz nach dem nächsten in ihrem Leben aufgab. In unseren Stunden hatte ich schon längst damit aufgehört, sie nach den Verlockungen des Lebens zu fragen. Auch meine Konfrontation mit ihrer möglicherweise dahinter liegenden Verweigerungshaltung hatte keinen Effekt. Marga war erschöpft, fand die Welt nur anstrengend und wäre lieber tot gewesen. Zum Glück blieb auch dieser Impuls so anstrengend, dass sie nie Hand an sich legte.

Eine stationäre Behandlung ließ zunächst darauf hoffen, dass Marga das soziale Netz der Klinik würde nutzen können. Aber im Anschluss an den Klinikaufenthalt verfiel sie in einen fast noch schlimmeren Zustand.

Dieser Zustand stand in keinem Verhältnis zu der ursprünglichen Symptomatik eines beeinträchtigten Gehörs. Selbst unter der Annahme, dass ihr Zustand sie – entgegen aller Reaktionen ihrer Umwelt – massiv behinderte, schien der massive und vor allem anhaltende Rückzug über Jahre hinweg kein angemessenes Verhalten zu sein. Marga gehörte zu den Patientinnen, mit denen ich immer weiterarbeitete, aber fast das Gefühl hatte, ich würde mich mit ihnen am Ende des Lebens bewegen statt am Anfang.

4

EINE DETAILLIERTE INTERPRETATION DES BEFUNDS

Die mutlosen Mädchen sind kein Bagatellbefund von jugendlichen Patientinnen, die schüchterner sind als andere. Es handelt sich bei ihnen um Mädchen, die in ihrer Entwicklung stecken bleiben. Sie wissen nicht mehr weiter. Schnell wissen auch alle um sie herum nicht mehr weiter. Oft macht sich der Befund daran fest, dass sie irgendwann die Schule nicht mehr besuchen. Nicht selten gibt es dafür nachvollziehbare Gründe. Gründe, die zunächst zu keiner Beunruhigung bei den Mädchen und deren Eltern führen. Natürlich ist es zum Beispiel verständlich, dass man nicht mehr in die Schule gehen möchte, wenn die Klasse nicht die richtige ist. Natürlich können alle nachvollziehen, dass es Phasen im Leben eines Schulkindes gibt, in denen sich die Schwelle, weiter zur Schule zu gehen, schmerzlich spürbar erhöht.

Der Befund kann sich auch darin äußern, dass Mädchen, die schon immer angepasst waren und diszipliniert gelernt haben, in ihrer Leistungsbereitschaft etwas nachlassen. Auch das ist nicht ungewöhnlich, wirkt es doch manchmal sogar wie ein angemessenes Aufbegehren. Für die mit Fleiß und Leistungsstreben einhergehende Erschöpfung hat das Umfeld meist großes Verständnis. Burn-out im Kindes- und Jugendalter ist ein etabliertes Phänomen.

Was zunächst aussieht wie eine Erschöpfungsdepression – vielleicht ausgelöst durch eine körperliche Bagatellerkrankung –, stellt sich dann als Kernsymptom und Ausdruck tiefer Mutlosigkeit heraus. Waren die Mädchen bisher allesamt gute Schülerinnen und unauffällige, vielleicht von ihrer primären Persönlichkeit her ängstliche Kinder, so geben sie nun an, sie wollten die Schule nicht mehr besuchen. Manchmal ist das verknüpft mit Angst, die sich auf nichts Konkretes bezieht. Oft können die Mädchen keinen Grund dafür benennen.

Mit dieser Entwicklung wird in der unmittelbaren Umgebung der Mädchen – Familie und Schule – ein ganzer Strauß von Maßnahmen ausgelöst, um den Mädchen wieder in ihr altes Leben zurückzuverhelfen. Das reicht von verständnisvollen Vorschlägen wie »Pausier ruhig mal eine Zeit«, »Sollen wir eine neue Schule für dich suchen?« oder »Sollen wir irgendetwas weglassen in deinem Wochenplan?« bis hin zu verärgerten und zunehmend verzweifelten Drohgebärden der Eltern.

Wenn die Symptomatik milder verläuft, ziehen sich die Mädchen aus ihrer Welt zurück, und die Schule ist der Bereich, der gerade noch mühevoll aufrechterhalten wird. Was vordergründig wie eine Antriebslosigkeit im Rahmen einer depressiven Entwicklung erscheint, erweist sich bei näherem Hinschauen aber als dieselbe tiefe Mutlosigkeit. Meistens ist es dann der fehlende Schulbesuch, der endgültig alle alarmiert. »Schullosigkeit« ist wie Arbeitslosigkeit oder gar Obdachlosigkeit – das Horrorszenario aller Eltern.

Es gibt Themen und Bereiche des Lebens, die meistens sehr nach außen abgeschottet und in denen die Mädchen kaum beeinträchtigt sind. In diesen Fällen nehmen die Mädchen in der Klinik beispielsweise an allen Gruppenaktivitäten teil, sogar an der Klinikschule, als habe sich in ihrem Leben nichts verändert. Oder sie singen begabt und laut in der Musiktherapie. Zu Hause sind das vor allem Situationen, die sich in den familiären vier Wänden abspielen. Sobald die Abschottung jedoch aufgegeben werden soll, erstarren die Mädchen und verharren in emotionaler und/oder körperlicher Reglosigkeit.

Die körperliche Reglosigkeit kann sich auch einer zunehmenden körperlichen Verwahrlosung annähern. Jeder Gang zur Dusche, jedes Zähneputzen, jedes Aufstehen wird zur Mammutaufgabe. Eltern scheitern an dem morgendlichen Versuch, die Mädchen aus dem Bett zu bekommen. Klinikteams gelingt dies manchmal nur mit einem körperlichen Einsatz, den wir normalerweise meiden.

Während die Mädchen in der Klinik den direkten sozialen Kontakt zu anderen zumindest weiterführen, wenn nicht sogar genießen, brechen in ihrer realen Welt alle sozialen Kontakte ab. Digitale soziale Kontakte scheinen oft und eine lange Zeit davon unberührt. Überhaupt bietet die digitale Welt viel Raum für Beschäftigung. Dieses Phänomen ist nicht nur auf die zurückgezogenen mutlosen Mädchen begrenzt. Wir alle müssen für ein Gefühl der Teilhabe am sozialen Leben nicht mehr das Haus verlassen. Dennoch unterbleibt der Übergang vom digitalen zum analogen Kontakt. Und schließlich dünnen sich auch die digitalen Kontakte aus. Ersatzwelten der sozialen Medien suggerieren weiterhin Teilhabe am Leben in Gemeinschaft. Das ist fatal, weil man auch als Erwachsener eine Weile braucht, um sich einzugestehen, dass man nur noch virtuell in der Welt unterwegs ist. Bei den Mädchen mit ihren versteckten Hoffnungen dauert es naturgemäß noch länger.

Die markanteste körperliche Äußerung mutloser Mädchen ist das Achselzucken. Auf viele Fragen haben sie keine Antworten, wissen nicht weiter, suchen nichts und fühlen sich durch nichts angezogen. Das ist das Schwierigste auch im therapeutischen Kontakt mit ihnen: Egal, was man anbietet – sie finden alles unattraktiv, fühlen sich durch nichts gelockt, vermissen nichts. Innerlich wird die lebendige Welt des Außen und des Innen betäubt oder gar ausgelöscht.

Die Angst vor der eigenen Triebhaftigkeit überdeckt alles. Das innere Gefängnis, in dem die Mädchen eingesperrt sind, löst keinen Impuls zur Befreiung aus. Diese grenzenlose Unterordnung unter den kompletten Verzicht löst hilflose Wut aus. Je affektiv aufgeladener die Umwelt wird, desto größer wird die Erstarrung der Mädchen. Geduldiges Warten, Begleiten und Verstehen bleibt die einzige Option. Und auch dann ist unklar, ob sich dadurch etwas ändert. Eine authentische Verabschiedung jeglicher Veränderungsimpulse könnte paradoxerweise das Einzige sein, was irgendwann einen Zugang zum Inneren der Mädchen ermöglicht. Die Veränderung von Symptomen aber ist jedem kinderpsychiatrisch-psychotherapeutischen Denken und Handeln immanent und im gesamten Behandlungssystem naturgemäß angelegt. Mutlose Mädchen verwerfen das alles.

Mutlose Mädchen beunruhigen mich zutiefst. Sie sind der Gegenentwurf zu den Mädchen, denen wir gute Entwicklungsbedingungen schaffen wollten – jenseits von Gendergrenzen, jenseits von sozialen Bedingungen und unter Berücksichtigung ihrer individuellen Ressourcen. Normalerweise gelingt das. Seit vielen Jahren beeindrucken mich alle Patientinnen in allen unseren therapeutischen Settings durch ihre emotionale Klugheit, ihre Reflexionsfähigkeit und ihren Willen, ihr Leben zu meistern – allen psychischen und sozialen Widrigkeiten zum Trotz. Natürlich konnten wir nie allen helfen, aber der Prozentsatz unseres Therapieversagens war gering.

In unserer ambulanten und stationären Klientel machen die mutlosen Mädchen etwa 5 % der behandelten Kinder und Jugendlichen aus. Dies ist keine wissenschaftliche Aussage, sondern lediglich eine klinische Beobachtung. Auf die Gesamtbevölkerung bezogen dürfte die Zahl bei wenigen Prozent liegen. Es könnte aber sein, dass der Prozentsatz höher liegt, weil viele dieser Mädchen übersehen werden – zumindest so lange, wie sie noch zur Schule gehen. Oder sie laufen unter der Einschätzung einer schwer behandelbaren Depression.

Nachdem nun der Befund herausgearbeitet ist, geht es im nächsten Schritt um Erkundungsarbeit. Nicht nur um die individuelle biografische Erkundung, sondern um die Dimensionen, die wir besser durchdringen und verstehen müssen, um das Phänomen der mutlosen Mädchen besser einordnen zu können. Nur dann werden wir auch besser helfen können. Im Folgenden werden wir uns den verschiedenen Dimensionen genauer widmen.

Unfreiheit: gefangen im eigenen Gefängnis

Die große Unfreiheit, ja, die innere Gefangenschaft der Mädchen führt uns zu einer zentralen Dimension, die uns alle betrifft: Freiheit. Freiheit ist ein grundlegender Wert unserer demokratischen Gesellschaft. Solange Freiheit das Prinzip des freien Willens meint, können wir uns alle auf diese Basis unseres Zusammenlebens verständigen.

Reaktionäre Radikalisierungstendenzen zeigen, dass es einen nicht unerheblichen Anteil in der Bevölkerung gibt, der die repressive Entscheidung für alle und über alle hinweg innerhalb einer strengen Hierarchie für die bessere Lösung hält. Hier soll kein vorschneller Zusammenhang zu den mutlosen Mädchen hergestellt werden. Aber das Phänomen rechtsradikaler Strömungen ist insofern von Bedeutung, als ein Teil der Kinder in Familien mit einer solchen politischen Einstellung aufwächst. Ganz allgemein lässt sich wahrnehmen, dass die Stimmung im Land radikaler wird und gespalten ist. Die Unsicherheit der Erwachsenen ist für alle spürbar. Unsere Freiheit wird angesichts dieser Unfreiheit unsicherer.

Es ist aktuell eine seltsame Spannung in unserer Gesellschaft entstanden: Auf der einen Seite findet ein intensiver und engagierter Kampf für Emanzipation und Klimawandel, gegen Unterdrückung und Rassismus statt. Auf der anderen Seite nehmen denunziatorische Strömungen zu, mit denen jeder Mensch, der sich öffentlich äußert, Gefahr läuft, auf vernichtende Art und Weise angeprangert zu werden. Das ist etwas, womit auch alle Jugendlichen intensiv zu tun haben, wenn ein Foto oder eine Äußerung von ihnen in den sozialen Medien einen Hass-Sturm auslöst. Ohne Rücksicht auf jede Form der Persönlichkeitsrechte greifen Jugendliche sich plötzlich an und verletzen sich verbal massiv. Das gilt auch für alle anderen Generationen. Mehr Transparenz und mehr Sichtbarkeit gehen einher mit mehr Verletzbarkeit. Und mit mehr Rücksichtslosigkeit und Aggressivität.

Für unseren Kontext der mutlosen Mädchen sind zunächst nur die Gleichaltrigen von Bedeutung, die entweder real oder in ihrer Vorstellung dafür sorgen, dass sich diese Mädchen jeden Tag mehr ausgeschlossen fühlen müssen. Und sich gleichzeitig selbst ausschließen, weil niemand sehen darf, wie sie sind. Das Gefühl der Außenseiterin, der Andersartigen verstärkt sich und hat zur Folge, dass die Aussicht, wieder ins Leben zu kommen, von Tag zu Tag kleiner wird.

Die Fotos und Storys der anderen, die eine schillernde und erfolgreiche Normalität vorgaukeln, machen die mutlosen Mädchen noch mutloser und drängen sie noch mehr in die Abgeschlossenheit ihrer Isolation hinein. Die vermeintliche Freiheit der anderen wird von den Mädchen überschätzt. Sie halten die glitzernde Oberfläche der Fotos für Realität. In welchem Ausmaß die Bilder bearbeitet und gefakt wurden, entgeht ihnen. Damit sind sie nicht allein, aber die mutlosen Mädchen lassen sich von dieser Scheinwelt besonders leicht beeindrucken und verunsichern. Diese Dynamik verstärkt ihre Kernsymptomatik.

Im Kontext von Psychotherapie hat Freiheit schon immer eine andere Bedeutung. Der im allgemeinen Verständnis existierende freie Wille ist immer durch innere seelische Notwendigkeiten eingeschränkt: Wenn zum Beispiel ein Mensch mit einer zwanghaften Persönlichkeit, die noch keinen Krankheitswert hat, das Haus immer nur verlassen kann, wenn er vorher mehrere Male alle Schlösser kontrolliert hat, so ist das – bezogen auf einen natürlichen Umgang damit – nicht Ausdruck eines freien Willens.

In abgeschwächter Form gilt das für jeden von uns. Im Rahmen unserer psychischen Bedingungen ist nie das möglich, was wir uns eigentlich wünschen. Unser Handeln wird immer ein Kompromiss sein aus dem, was wir uns unserem eignen Ich-Ideal gemäß wünschen und vorstellen, und dem, was unser psychischer Apparat zulässt. Dabei sind die beiden Instanzen Gewissen (Über-Ich) und Triebleben ausschlaggebend. Wenn ein rigides Über-Ich die eigene Lebendigkeit beständig unterdrückt, weil sie nicht auszuhalten zu sein scheint, dann kann zum Beispiel das oben beschriebene zaghafte Verhalten mutloser Mädchen entstehen. Wenn die eigene Angst und ein nicht standhafter Mut die ganze Welt für gefährlich erklären, ist eine psychische Grundlage für Mutlosigkeit geschaffen.

Die mutlosen Mädchen sind extrem unfrei. Äußere Verunsicherung und innere seelische Notwendigkeiten ergeben eine Struktur des Lebens, die mit Freiheit nicht viel zu tun hat. Das lethargisch wirkende Achselzucken auf Fragen und die vermeintlich fehlende Affektivität in der Begegnung und auch in der therapeutischen Beziehung, also ihre zurückgehaltenen Gefühle und Gefühlsäußerungen, sind Ausdruck einer Unfreiheit, die in ihrer Tiefe kaum nachzuvollziehen ist. Unser therapeutisches Ziel, Kinder und Jugendliche immer in eine möglichst große innere Freiheit zu führen, erscheint schon nach wenigen Kontakten mit diesen Mädchen zweifelhaft und schwer erreichbar.

»Jetzt ist es sowieso zu spät, das mit der Schule noch einmal zu versuchen. Die haben mich längst abgehängt. Außerdem: Was soll ich auf die Fragen und die vielen fragenden Blicke antworten, wenn ich plötzlich wieder da bin?« Diese Aussage der 15-jährigen Ella beschreibt das Dilemma des inneren Gefängnisses sehr gut. Im Außen bauen sich Hürden auf, die unüberwindbar erscheinen. Hält man dagegen und macht Vorschläge zur Überwindung, tauchen sofort neue Argumente auf, die die Mädchen im Gefängnis halten. Die Mädchen sind ihre eigenen Gefängniswärterinnen und übertreffen sich gegenseitig in ihren äußerst wirkungsvollen Methoden, sich einzusperren.

Die Mädchen haben sich nicht aus freien Stücken für Mutlosigkeit entschieden. Wenn ich den Mädchen erkläre, dass ich ihnen ein inneres Gefängnis unterstelle, kann das dazu führen, dass sie mich missverstehen und sich eingeladen fühlen, in ihrem Gefängnis zu verharren. Gefängnis ist Gefängnis. Wenn ich darauf hinweise, dass dieses Gefängnis in ihrer Seele – selbst gebaut – entstanden ist, ernte ich ratlose Blicke. Alles scheint in dieser Rat- oder Mutlosigkeit zu enden.

Freiheit ist ängstigend. Ein kleines Kind, das voller Lust gerade entdeckt hat, wie belebend die eigenen Schritte sind, kann nach der ersten Begegnung mit etwas Unerwartetem schnell stolpern. Freiheit gelingt nur dann, wenn das freie Laufen nicht übermütig wird. Übermut als Gegenpol zu Mutlosigkeit nutzt eine Freiheit zur Grenzüberschreitung. Das kann sehr schnell schädlich werden und die Freiheit durch deren Missbrauch entwerten. Freiheit ist ein kostbares Gut. Uns muss klar sein, dass Mutlosigkeit mit Freiheit nichts anfangen kann. Für mutlose Mädchen ist die Begegnung mit Freiheit toxisch.

Wenn man genau hinspürt, ist die Reaktion des anhaltenden Rückzugs bei mutlosen Mädchen manchmal nicht leicht von Misstrauen zu unterscheiden. Der kritische Blick auf die Freiheit wird durch die Ängstlichkeit unterhalten, dass im freien Raum doch etwas passieren könnte, das mutlose Mädchen nicht bewältigen können. Wenn dieser kritische Blick anhält, dann verwandelt er sich tatsächlich in Misstrauen.

Misstrauen: Wenn die Hoffnung stirbt

Misstrauen ist eine emotionale Dimension, die innerhalb von Beziehungen, aber auch innerhalb unserer Seelen schnell toxisch oder giftig werden kann. Eine gesunde »Paranoia«, also die Fähigkeit, zu hinterfragen und nicht alles als gegeben hinzunehmen, ist hilfreich im Leben. Wie immer bei allem Psychischen ist das Ausmaß das Entscheidende. Sehr misstrauische Menschen ziehen sich zurück, weil sie nur Übervorteilung, Missgunst und Angriff vermuten. Hoffnung und Optimismus sind die Dimensionen, die dem Misstrauen entgegenstehen.

Die mutlosen Mädchen haben ihre Hoffnung verloren. Damit geraten sie automatisch in eine misstrauische Position, die es manchmal schwer macht, mit ihnen in einen guten vertrauensvollen Kontakt zu kommen. Was dann manchmal daherkommt wie eine aggressiv-abwehrende Haltung, ist in Wirklichkeit der komplette Verlust des eigenen Vertrauens in sich, die Umwelt und die Zukunft.

Dieses Misstrauen soll die Mädchen vor neuen Enttäuschungen schützen. Diese Enttäuschungsprophylaxe führt jedoch zu weiteren Enttäuschungen in der Beziehungswelt der Mädchen, was einen Teufelskreislauf in Gang setzt, der schon bald für niemanden mehr zu durchbrechen ist – am wenigsten für die Mädchen selbst. Für das Gegenüber ist diese Dynamik kaum auszuhalten.

Je länger der Zustand der Mutlosigkeit andauert, desto mehr verstärkt er sich selbst. Das hat auch etwas damit zu tun, dass alle zusätzlichen psychotherapeutischen Behandlungsversuche und sozialen Veränderungsangebote scheitern. Weil die Mädchen wegen ihrer primären Disposition schon Scheitern erlebt haben, werden sie unwillkürlich schnell misstrauisch. Das verstärkt sich nun von Mal zu Mal, und die Mädchen begegnen jeder alten oder neuen Anforderung mit Skepsis, Angst – und Misstrauen. Jede Veränderung wird misstrauisch beäugt. Jedes erneute Scheitern bestätigt das Misstrauen und potenziert es.

Im Kontakt zu ihrer Umwelt führt dieses Misstrauen nun zu einer verärgerten Gegenreaktion. Alle gut gemeinten Vorschläge werden durch dieses Misstrauen entwertet und zurückgewiesen. Das wiederum führt schnell in einen Teufelskreislauf, der sich bei den Mädchen aus Mutlosigkeit, Misstrauen und Zurückweisung und bei den Erwachsenen aus Enttäuschung, Angst und Verärgerung zusammensetzt und schnell in eine gemeinsame hoffnungslose Dynamik eintritt.

Misstrauen ist wie ein gepanzerter Neoprenanzug, der dafür sorgt, dass jede Form von Kontaktaufnahme an der Trägerin abprallt. Dieser Panzer soll den Mädchen als Enttäuschungsprophylaxe dienen, mit der sie alle auf Abstand halten können. Wenn ein Mensch mit einer misstrauischen Disposition einen Angriff auf sich fürchtet und sich entsprechend zurückzieht, läuft die Annäherung, die mit einem Angriff verwechselt wird, ins Leere.

»Ich glaube einfach niemandem mehr«, so die 16-jährige Kaja zu ihrem Rückzug von allen Freunden. »Ich sehe doch, wie sie zusammenstehen und tuscheln, sobald sie mich sehen!« Meine Entgegnung darauf »Bist du sicher, Kaja?« wird mit empörter Vehemenz abgeschmettert. Allein meine Begriffswahl des Abgeschmettert-Werdens zeigt auf, wo wir uns blitzschnell befinden, wenn Misstrauen die Welt vergiftet: im Kampf. Das aber ist eine Dimension, die weder in liebevollen Beziehungen noch in der Psychotherapie Raum haben darf.

Misstrauen ist eine Reaktion auf gescheiterte Versuche. Selbst wenn man unterstellt, dass es Menschen gibt, die auf der Basis ihrer grundsätzlichen Konstitution misstrauischer als andere sind, so ist die Ausformung des Misstrauens doch immer eine Reaktion auf gemachte Erfahrungen. Wenn sich dann die Konstitution mit der Erfahrung mischt, entsteht ein endloser Kreislauf aus vermuteten und realen Blicken der anderen und misstrauisch-verletztem Rückzug der Mädchen.

Wie schnell und intensiv das Misstrauen die Mutlosigkeit befördert und geradezu befeuert, kann man sich gut vorstellen. Da die emotional-soziale Versorgung der Schüler normalerweise nicht in das Repertoire von Schulen gehört, sind korrigierende Erfahrungen kaum möglich. Können wir das in der Klinik oder in der Gruppentherapie direkt aufgreifen und für korrigierende Erfahrungen sorgen – was oft schwer genug ist, weil die Mädchen an ihrem Misstrauen festhalten –, bleiben in den Schulklassen die kollektiven emotionalen Strukturen unangetastet und unverändert.

Misstrauen als beziehungszerstörerische Dimension kommt so giftig und trennend daher, dass man als Gegenüber aufpassen muss, sich nicht anstecken zu lassen. Das gelingt leichter, wenn man sich einer unter dem Misstrauen liegenden, emotionalen Dimension zuwendet: Angst. Denn Misstrauen ist ohne Angst nicht zu denken.

Angst als eine Freundin in der Not

Fatalerweise ist die Mutlosigkeit nicht nur mit Misstrauen, sondern auch mit Angst verknüpft. Warum »fatalerweise«? Weil es vorschnell und einseitig wäre, die Mutlosigkeit allein bei der Dimension des Misstrauens zu verorten. Angst ist eine zentrale Größe im Leben der mutlosen Mädchen. Sie steht in diesem Kapitel bewusst nicht an erster Stelle, um klarzumachen, dass man sich als Gegenüber von der Angst der mutlosen Mädchen nicht erschrecken lassen darf. Es geht darum, die subjektive Dimension und die subjektive Not der Mädchen im Zusammenhang mit der Angst anzuerkennen.

Jede Form von Exploration, ja, jede Form von Öffnung kann Angst machen. Extreme Formen von Exhibitionsangst, also der Angst, sich zu zeigen, führen zu kompletter seelischer Lähmung. Einer Lähmung, die sicherstellt, dass es keine Bewegung in das Außen und in die Welt gibt. Wenn uns kein Wort über die Zunge rutscht, wir mit keiner Bewegung anecken können, dann entsteht vermeintliche Sicherheit. Die Angst ist gebannt. Die Angst vor Zurückweisung, die Angst vor Bewertung, die Angst davor, falsch zu sein. Die Angst vor den eigenen Gefühlen wie Hass und Wut, Liebe und Lust.

Aus der Evolution haben wir gelernt, das Angst sinnvoll ist. Sie schützt uns vor unbedachten, gefährlichen Handlungen, sie schützt uns vor Überforderung. Angst ist eine hilfreiche seelische Dimension, die unseren Körper und unsere Seele bewahrt.

Angst hat aber auch schnell eine neurotische Dimension. Dann kann sie sich auf alles beziehen: eine Maus, eine Spinne, einen Gedanken, ein Gefühl. Angst wendet sich gegen uns selbst, wird zum Hindernis im Leben. Angststörungen gehören zu den am weitesten verbreiteten psychischen Erkrankungen bei Kindern, Jugendlichen und Erwachsenen. Selbst wenn Angst irrational wird, hat sie dennoch eine wichtige Schutzfunktion – so paradox das auch klingen mag. Ihren Wert als Schutzfunktion verliert Angst nie.

Jeder Mensch hat eine individuelle Angstschwelle. Wenn es in unserer Seele Gedanken, Wahrnehmungen und Gefühle gibt, deren Mitteilung Angst auslöst, so hilft Verstummen. Wenn Handlungen von extremen Gewissensimpulsen begleitet sind und schon vor der Handlung Schuldgefühle auslösen, ist die Angst eine gute Begleiterin, die uns schützt – und gleichzeitig massiv behindert und lähmt. Eine Entängstigung gelingt nur, wenn der primäre Gedanke, der primäre Impuls innerseelisch nicht mehr abgelehnt und entwertet wird. Nur der langsame Aufbau eines ausreichend guten Selbstwertgefühls, nur die innere Aussöhnung mit allem, was in uns steckt, wird uns letztlich entängstigen.

Die mutlosen Mädchen sind die Gefangenen ihrer Angst. Sie bewegen sich in einem abgeschotteten Arbeitslager, in dem sie die Steine klopfen, mit denen sie die Mauer um sich herum aufbauen. In dieser Steinwüste sind sie gefangen und sicher zugleich. Solange sie ihre Angst spüren, solange ihre Angst sie fesselt, gibt es keine Bewegung. Die Angst wird zur Freundin in der Not, weil durch sie weniger Anforderung entsteht. Außerdem ist durch die Abschottung bald keine Welt mit etwaigen Verlockungen mehr sichtbar. Das unbewusste Ziel der mutlosen Mädchen ist das Verharren im Arbeitslager der Angst. Sie finden sich damit ab, manchmal freunden sie sich auch mit dieser Angst an. Die Genügsamkeit, mit der sich diese Mädchen mit schwer nachvollziehbarem Leidensdruck in ihr Schicksal ergeben, ist dieser Akzeptanz, ja, der Hingabe an die Angst geschuldet.

So paradox es klingen mag: Angst kann auch Lust erzeugen. Angstlust treibt Menschen in Horrorfilme, Extremsportler an senkrechte Felswände, Menschen mit Angststörungen in die Fixierung. Und mutlose Mädchen bleiben in ihrer Angst fixiert. Was vordergründig unverständlich erscheint, weil eigentlich niemand gerne Angst hat, wandelt sich bei näherer Betrachtung in ein psychodynamisch sinnvolles Konstrukt.

»Was soll ich denn machen, wenn ich morgens nur Angst spüre? Allein die Vorstellung, mich auf mein Fahrrad setzen zu müssen, lässt Panik aufsteigen. Ich schwitze, habe Herzklopfen und mir wird schwindelig. Wie soll ich da loskommen?« Ella schildert ihr Dilemma treffend. Die Angst fühlt sich an wie ein Fieberschub, wie ein seelischer Anfall, gegen den sie nichts ausrichten kann. Die Übermacht der Angst löst Beruhigungs- oder auch Beschwichtigungsversuche aus, die ebenso hilflos versanden wie alles andere. Als Arzt kommt man dann doch auf die Idee, einen Tranquilizer geben zu wollen, ein gegen jede Angst gut wirksames Medikament, das nach wenigen Wochen regelmäßiger Einnahme abhängig macht. Wir setzen es vereinzelt als Notfallmedikament ein. Die mutlosen Mädchen sind selten ein Notfall. Eher ein Dauernotfall, gegen den wenig zu helfen scheint.

Die Hingabe der Mädchen an ihre Angst ist es, die im Kontakt mit den mutlosen Mädchen oft Ärger und Unverständnis auslöst. Wenn die Angst etwas ist, das sie lähmt, warum geben sie sich ihr dann derart hin? Machen es sich die Mädchen nicht ein bisschen zu leicht? Versteckt sich hinter dieser lächelnden Hingabe nicht doch Verweigerung?

Auch unangenehme Gefühle in uns können sich zu einem guten Begleiter wandeln. Angst ist eigentlich ein Gefühl der Beklemmung, ein Schrecken, und ist mit Atemnot und Schlaflosigkeit verbunden. Angst ist Lähmung und führt zu Rückzug und Stillstand. Daran ist nichts Angenehmes zu entdecken. Und dennoch können Kinder sich daran gewöhnen. Und dann ist irgendwann ein Leben ohne Angst nicht mehr vorstellbar.

Hinzu kommt, dass die Angst kleiner und leiser wird, wenn man sie immer mit dem füttert, was sie braucht und was sie fordert. Die wichtigste Bedingung der Angst ist die strikte Vermeidung ihrer Quelle. Wenn die Quelle »Schule« heißt, wenn die Quelle alles Leben außerhalb der elterlichen Wohnung bedeutet und die Mädchen sich konsequent daran halten, dieser Angstquelle aus dem Weg zu gehen, bleibt die Angst im Hintergrund. Der gefräßige Dämon namens »Angst« wird ruhiggestellt. Dann entsteht diese merkwürdige Zufriedenheit der Mädchen hinter der oben beschriebenen Steinmauer. Und dann sieht es aus wie Hingabe.

Entscheidend für den weiteren Umgang mit der Angst wird sein, ob ein Leidensdruck entsteht. Veränderungsimpulse müssen immer aus Leid heraus entstehen. Wenn die Angst besänftigt ist, wenn sie nicht hungrig an der Seele der Mädchen nagt, herrscht seelische Ruhe. Zugegebenermaßen eine trügerische Ruhe. In ihr lauern unersättliche Angst und immer wieder hell aufblitzendes Leid.

Die Abgrenzung der ohne Zweifel bei den mutlosen Mädchen bestehenden Angst von manifesten Angststörungen ist nicht immer leicht. Das Mischbild der mutlosen Mädchen zwischen Angst und Depression, zwischen Verzagen und Traurigsein macht es mitunter schwierig, sich als behandelnder Arzt oder Psychotherapeut zu positionieren.

Exkurs: Angststörungen

Eine Angststörung ist dadurch gekennzeichnet, dass der betroffene Mensch überwiegend quälende Angstsymptome entwickelt hat und darunter entsprechend leidet. Man unterscheidet spezifische Formen wie Phobien oder auf isolierte Situationen und Phänomene begrenzte Angststörungen von der generalisierten Angst. Während die spezifische Angststörung in der Regel dadurch auszuhalten ist, dass die oder der Betroffene der angstauslösenden Situation aus dem Weg geht, ist eine generalisierte Angstsymptomatik schnell so weitgreifend, dass das komplette Leben beeinträchtigt sein kann. Zu den typischen Beschwerden gehören körperliche Symptome wie Herzrasen, Schwitzen und Schlafstörungen. Auch generalisierte Angststörungen können zu einem kompletten Rückzug führen.

Generalisierte Angststörungen sind im Kindes- und Jugendalter selten, spezifische oder umschriebene Angstsymptome treten dagegen häufig auf. Am weitesten verbreitet sind Tierphobien, die oft nicht behandlungsbedürftig sind, weil sie das Leben des Kindes wenig beeinträchtigen. Diese spezifischen Angststörungen nennt man »Phobien«. Phobien entstehen oft durch unangenehme Erfahrungen, zum Beispiel Hundephobien. Sie können sich auch dadurch entwickeln, dass man elterliche Verhaltensweisen übernimmt oder weil sich eine innerseelische Angst auf ein äußeres Objekt verschiebt. Auf diese Weise ist die Angst besser zu handeln. Man muss nur darauf achten, dem ängstigenden Objekt nicht zu begegnen.

Bei einer Spinnenphobie ist es besonders gut nachvollziehbar, dass womöglich eine Verschiebung diese Form der Phobie auslöst. Jeder Mensch weiß, dass Spinnen bei uns – oder jedenfalls außerhalb der Tropen – ungefährlich sind. Dennoch sind Spinnenphobien weit verbreitet. Jedes Kind ist vielfältigen Angstquellen ausgesetzt. Wenn sich eine Angstquelle auf ein externes Objekt verlagert, ist die Angst leichter zu bewältigen. Von da an muss das Kind kein inneres Gefühl bewältigen, sondern braucht nur darauf zu achten, ob sich eine Spinne in der Nähe befindet. Ist das Leben spinnenfrei, ist alles in Ordnung. Eine einfache und kluge Lösung der kindlichen Seele. Kinder suchen sich das Objekt, auf das die Angst verschoben wird, nicht wirklich aus. So kann eine Spinnen- oder Mäusephobie eine gute Lösung sein, eine Insektenphobie oder eine sich auf andere häufigere Tiere bezogene Phobie kann hingegen sehr quälend werden.

Eine Sonderform der Phobie ist die Schulphobie. Damit werden Schulkinder beschrieben, die es morgens nicht schaffen, sich auf den Weg zu machen. Was aussieht wie eine Angst vor der Schule, ist in Wirklichkeit eine Trennungsangst. Ein Kennzeichen trennungsängstlicher Kinder ist, dass sie am Vorabend alles versprechen und auch glaubhaft versichern, in ihre Schule gehen zu wollen, aber morgens die Trennung von der Mutter und/oder dem Vater nicht bewältigen. Davon abzugrenzen ist die Schulangst, die sich auf nachvollziehbare Angstquellen bezieht.

Da der Schulbesuch bei den meisten mutlosen Mädchen eine große Rolle spielt, sollte vor allem zu Beginn der schulvermeidenden Symptomatik eine Trennungsangst ausgeschlossen werden. Das ist wichtig, weil man eine Trennungsangst auf keinen Fall mit Entlastung oder Krankschreibung beantworten darf. Hier hilft nur die Exposition, das heißt das kontinuierliche Üben des Schulweges.

Ebenso ist eine Schulangst auszuschließen. Dazu wird man in aller Regel eine testpsychologische Untersuchung durchführen. Mit ihr kann man ausschließen, dass ein Kind grundsätzlich überfordert ist, weil es zum Beispiel lernbehindert ist. Da Intelligenz keine Blickdiagnose ist, sollten Eltern sich nicht scheuen, diese Diagnostik zu veranlassen. Neben dem Gesamtniveau des IQ ist das Profil wichtig. So deutet beispielsweise eine verlangsamte Verarbeitungsgeschwindigkeit auf eine Entwicklungsdyspraxie, auf einen Entwicklungsrückstand der motorischen Funktionen hin. Neben dem IQ sollte noch weiteren Fragen nachgegangen werden, wenn die Mädchen selbst, die Eltern oder auch die Schule Hinweise auf das Vorliegen von Teilleistungsstörungen gibt. Dazu gehören neben der schon genannten Dyspraxie die Lese- und Rechtschreibstörung und die Dyskalkulie, die Rechenschwäche. Gibt es Hinweise auf Konzentrationsprobleme, sollte ein entsprechender Konzentrationstest durchgeführt werden.

Wenn sich Befunde ergeben, die das schulvermeidende oder schulängstliche Verhalten der Mädchen erklären, so ist diesen spezifisch nachzugehen. Im Fall einer Lernbehinderung muss man sich um eine entsprechende Beschulung kümmern. Im Fall von Teilleistungsstörungen haben die betroffenen Kinder ein Anrecht auf einen Nachteilsausgleich, zum Beispiel in Form eines Notenschutzes bei Vorliegen einer Lese- und Rechtschreibstörung.

Grundsätzlich kann eine testpsychologische Untersuchung bei den mutlosen Mädchen sinnvoll sein, um jedwede Form von nachvollziehbarer Überforderung auszuschließen.

Herabgestimmtheit: lustlos statt traurig

Kehren wir zu den unmittelbaren emotionalen Dimensionen der mutlosen Mädchen zurück. Neben Unfreiheit, Misstrauen, Angst und möglichen Angststörungen ist Herabgestimmtheit eine weitere wichtige Komponente der Symptomatik von mutlosen Mädchen. Bewusst möchte ich an dieser Stelle nicht von Depression sprechen, sondern von der eigentlichen dazugehörigen emotionalen Dimension.

Wenn man einem mutlosen Mädchen begegnet, ist seine Zurückgenommenheit nicht zu übersehen. Und nicht zu überspüren. Die große Antriebs- und Interessenlosigkeit, die die Mädchen schildern, führt schnell zu der Diagnose einer Depression. Ohne Frage ist die Anhedonie, die Freudlosigkeit, ein zentrales Symptom jeder Depression. Bei den mutlosen Mädchen gibt es allerdings immer wieder Phasen oder auch soziale Kontexte, in denen sie unauffällig sind. Plötzlich haben sie ausreichend Antrieb, um sich auf den Weg zu Freundinnen oder anderen Verabredungen zu machen. Nun sind Stimmungsschwankungen auch ein typisches Symptom von Depressionen, gerade im Jugendalter. Was also unterscheidet mutlose von depressiven Mädchen?

Mutlosigkeit ist etwas anderes als Depression. Während depressive Menschen von einem zentralen Gefühl der Traurigkeit erfasst sind, die mit Freudlosigkeit, Antriebslosigkeit und Schlafstörungen einhergeht, sind mutlose Mädchen primär ängstlich-lustlos. »Eigentlich fühle ich mich nicht traurig.« Ella beschreibt ihren Zustand vielmehr so: »Ich fühle mich so, als wenn ich festgehalten werde, eine Verzweiflung, die mich überkommt, wenn ich diese Lähmung spüre. Die Lähmung, in die Schule zu gehen, das Haus zu verlassen. Und dann denke ich: Ich habe zu nichts Lust. Rein gar nichts!«

Subjektiv beschreiben die Mädchen die große Lustlosigkeit als ihr zentrales Symptom. Wenn man dann mit ihnen tiefer einsteigt, wird deutlich, dass es nicht primär ein Impuls ist, der von den Mädchen ausgeht. Vielmehr liegt ihre Lustlosigkeit in der Wahrnehmung begründet, dass es im Außen nichts gibt, was sie lockt. Das scheint ein entscheidender Unterschied zur Depression zu sein. Ein primär depressiver Blick sieht nur schwarze Wolken. Mutlose Mädchen haben dagegen vorrangig das Gefühl, die schwarzen

Wolken im Außen nicht bewältigen zu können. Auf der einen Seite der Blick durch eine schwarze Brille, auf der anderen Seite ein Blick nach draußen, der nichts Lockendes verheißt.

Wem das jetzt zu akademisch erscheint: Die Depression gerät manchmal zu einem undifferenzierten Sammeltopf aller Symptome, die auf den ersten Blick dazugehören. Mutlosigkeit ist aber eine eigene emotionale Dimension. Wie oft begegnen mir diese Mädchen in der Klinik unauffällig und fröhlich im Kontakt mit Mitpatienten. Depressive Mädchen verharren in ihrem herabgestimmten Affekt – es sei denn, die Depression ist ausreichend gut behandelt.

Neben der Diagnostik durch das Erheben eines psychopathologischen Befunds, der genauen Beobachtung von Mimik und Verhalten gibt es eine Dimension des Spürens und Aufnehmens. Im Kontakt mit einem anderen Menschen entsteht immer eine gegenseitige Atmosphäre. Wenn ich als Psychotherapeut einschätzen kann, welche Anteile von mir ausgehen, dann bin ich in der Lage, die angemessenen Anteile dafür in meinem Gegenüber wahrzunehmen. In der täglichen psychotherapeutischen Arbeit sind diese Quellen der Wahrnehmung der Kinder, Jugendlichen und ihrer Eltern von großer Bedeutung. In ihnen teilen sich unbewusste Impulse und Gefühle mit. Diese können dann von großer Bedeutung für die Diagnostik sein.

Wenn beispielsweise eine Jugendliche nach einem traumatischen Erlebnis wie abgespalten davon berichtet, dass sie das Ereignis gut verarbeitet habe, dabei aber keinerlei Affekt spürbar wird, vielleicht sogar im Gegenteil nur der Therapeut/die Therapeutin etwas spürt, dann ist der Affekt abgespalten. Diese Abspaltung wird wichtiger Bestandteil der Behandlung werden müssen. Wenn im Kontakt mit einem mutlosen Mädchen ein möglich vorhandenes trauriges, depressives Gefühl überhaupt nicht spürbar wird und der Untersucher nicht von einer Abspaltung ausgeht, dann muss der fehlende Affekt diagnoseleitend werden.

Primäre Mutlosigkeit sieht größere Hindernisse als ein ausreichendes Selbstvertrauen, also ein Selbstvertrauen, das davon ausgeht, dass die allermeisten Hindernisse des Alltags gemeistert werden können und zu positiven Herausforderungen werden, die das Selbstvertrauen am Ende stärken. Bei den mutlosen Mädchen ist das genau umgekehrt: Jeder Rückzug verstärkt das Selbstmisstrauen und infolgedessen die Herabgestimmtheit, die dann in der Regel keine Depression ist.

Die Tatsache, dass antidepressive medikamentöse Behandlungsversuche meist kaum Verbesserungen bei den mutlosen Mädchen bringen, spricht ebenfalls gegen eine Depression. Offensichtlich liegt zumindest kein Serotoninmangel im Gehirn vor. Das ist der Botenstoff, in dessen Ausschüttung moderne Antidepressiva eingreifen.

Exkurs: Formen der Depression

Grundsätzlich unterscheidet man folgende Formen von Depressionen: reaktive und endogene Depressionen sowie Episoden und chronische Verläufe. Die Unterscheidung zwischen reaktiv und endogen gibt es in den Klassifikationssystemen nicht mehr in dieser Deutlichkeit, weil die Systeme phänomenologisch orientiert sind. Klinisch macht es allerdings viel Sinn, diese Unterscheidung vorzunehmen, weil sich daraus unterschiedliche therapeutische Strategien ableiten.

Eine reaktive Depression als Konsequenz aus dem Verlust eines geliebten Menschen beispielsweise wird uns dazu bringen, dem betroffenen Kind mit psychotherapeutischen Methoden zu helfen, den Verlust zu überwinden. Eine endogene Depression, eine, die sich ohne äußeren Anlass entwickelt und einer entsprechenden Tagesrhythmik unterliegt, wird man schneller medikamentös mit Antidepressiva behandeln.

Die Frage der Dauer einer Depression ist – unabhängig vom Ausmaß der Reaktivität – ein Indikator für Maßnahmen, die über rein psychotherapeutische Interventionen hinausgehen. Daraus wird schon deutlich, dass die Unterscheidung nicht immer ganz leicht ist. Zusätzlich muss man immer verstehen, dass depressive Symptome sich selbst verstärken.

Eine sich nicht ändernde Tagesrhythmik im Sinne eines Morgentiefs und eines Abendhochs wird immer auf Endogenität, also auf eine nicht von äußeren Faktoren herleitbare Depression, verweisen. Morgens geht es den Mädchen besonders schlecht. Sie wachen schlecht gelaunt auf, sind kaum aufzuhellen und sind am Abend deutlich besser gestimmt und ansprechbarer. Typischerweise schlafen sie ganz gut ein, wachen aber nachts immer wieder auf und leiden unter Früherwachen.

Eine endogene Depression ist vergesellschaftet mit einem Serotoninmangel, den man sinnvollerweise mit einem Serotonin-Wiederaufnahmehemmer (SSRI) behandelt. Diese Medikamente sorgen dafür, dass das zu wenig vorhandene Serotonin länger im synaptischen Spalt, dem Raum zwischen zwei Nervenzellen, verbleibt und die Serotonin-Konzentration steigt. Serotonin ist der Botenstoff, der in unserem Gehirn für Antrieb und Stimmung verantwortlich ist. Wenn ein SSRI nicht wirkt – wie meistens bei den mutlosen Mädchen –, dann ist das ein Hinweis darauf, dass kein Serotoninmangel vorliegt.

Es ist manchmal kompliziert: Ein herabgestimmtes mutloses Mädchen wird allein als Reaktion auf seinen Zustand im Laufe der

Zeit depressive Symptome entwickeln, die dann mehr als bloße Herabgestimmtheit sind. Je länger die Mutlosigkeit andauert, desto mehr kann sich eine depressive Symptomatik entwickeln, die dann auch medikamentenpflichtig werden kann. Hier wird man sich immer am Symptomverlauf und an der Dauer der Symptomatik orientieren.

Antidepressiva machen nicht abhängig, sollten aber immer kinder- und jugendpsychiatrisch begleitet werden. Eine sorgfältige Abwägung zwischen Hauptwirkung und potenziellen Nebenwirkungen versteht sich von selbst. Die meisten modernen Antidepressiva, die nebenwirkungsarm und gut verträglich sind, sind für Patienten unter 18 Jahren nicht zugelassen. Damit sind Kinder und Jugendliche von modernen Medikamenten ausgeschlossen. Der Grund hierfür liegt allein in zulassungstechnischen und ökonomischen Gründen. Die Zulassungsstudien sind sehr aufwendig, und für die Pharmakonzerne sind die Märkte nicht attraktiv genug. Als Kinderarzt oder Kinder- und Jugendpsychiater kann man diese Medikamente im sogenannten »Off-Label-Use« dennoch verschreiben.

Eltern sollten darüber nicht beunruhigt sein, diese Verschreibungspraxis hat lediglich Konsequenzen für das Haftungsrisiko der Firma, das aufgehoben wird. Es gibt genügend Studien, die die Wirksamkeit und Verträglichkeit dieser Medikamente vor dem 18. Lebensjahr belegen. Immer wird es wichtig sein, dass die Jugendlichen und ihre Eltern alle Fragen stellen können und nur im Vertrauen auf ihre Ärzte einwilligen werden.

Manchmal erlebe ich Eltern, die grundsätzlich die Haltung haben, dass Kinder keine Psychopharmaka bekommen sollten. In meiner Wahrnehmung wird oft mit zweierlei Maß gemessen, weil dieselben Erwachsenen mit großer Selbstverständlichkeit selber Medikamente nehmen. Der vermeintlich grundsätzliche Unterschied zwischen einem »normalen« Medikament, einem Schmerzmittel, einem Blutdrucksenker oder einem Antibiotikum einerseits und einem Antidepressivum oder Neuroleptikum andererseits leuchtet einem Kinder- und Jugendpsychiater nicht ein. Manchmal nähert sich die Verweigerung von Eltern der unterlassenen Hilfeleistung. Immer ist aus diesen Gründen eine vertrauensvolle tragfähige Beziehung zwischen Ärzten, Jugendlichen und ihren Familien vonnöten.

Erschöpft oder ausgebrannt?

Die »Burnout-Kids«, wie ich sie in meinem gleichnamigen Buch beschrieben habe, gehören mit ihrem Zustand der Erschöpfung und des Ausgebrannt-Seins zur Differentialdiagnose der mutlosen Mädchen. Vordergründig findet man ein paar Übereinstimmungen. Die mutlosen Mädchen würden zustimmen, wenn man sie fragt, ob sie erschöpft sind. Allerdings ist ihre Erschöpfung nicht mit einem hohen Leistungsanspruch verknüpft. Sie gehen davon aus, dass sie den an sie gestellten Anforderungen generell nicht gewachsen sind. Burn-out-Mädchen kämpfen dagegen mit viel Leistungsbereitschaft und streben Perfektion an. Bis sie irgendwann erschöpft aufgeben.

Die mutlosen Mädchen sind spätestens dann, wenn die Mutlosigkeit überhandgenommen hat, in ihrer Seele sehr angestrengt und geben schneller auf. Das frühe Aufgeben mit der nachfolgenden ausbleibenden Entwicklung ist die zentrale Dimension, in der sich die beiden Gruppen unterscheiden. Ausgebrannte Mädchen wollen sich weiterentwickeln und bleiben nicht stecken.

Bei den mutlosen Mädchen speist sich die Erschöpfung aus dem primären Gefühl, der Welt nicht gewachsen zu sein. Einer Welt, die sie zurückstößt. Ausgebrannte Mädchen fühlen sich ungebrochen gelockt und rennen weiter gegen ihre Erschöpfung an, bis sie nicht mehr können.

Der Unterschied ist deshalb von Bedeutung, weil bei Burn-out Erholung und Rehabilitation – mit oft wirksamer antidepressiver Medikation – angezeigt sind, während zum Beispiel ein Gap Year oder eine Auszeit bei den mutlosen Mädchen zu keinerlei Erholung führt. Im Gegenteil, für sie wird die Bugwelle mit jedem Tag Pause größer, bis sie nicht mehr zu bewältigen ist. Jeder Tag ohne Veränderung verstärkt die Symptomatik.

Wenn die Mädchen von ihrer Mutlosigkeit gefesselt sind, macht es Sinn, sich über die Grundlage dieser emotionalen Dimension, den Mut, Gedanken zu machen. Mut klingt gut und ist doch bei genauerem Hinschauen kompliziert.

Mut ist ein Lebenselixier

Um Mut ranken sich unzählige Mythen. Viele Sagen und Märchen handeln von tapferen Heldinnen und Helden. Wir sind schnell dabei, Mut für etwas durchweg Positives zu halten und ihn zu idealisieren, weil er eine wunderbare innere Kraft- und Energiequelle sein kann – so die Hoffnung. Mut entsteht immer dann, wenn es irgendeine Form von Hemmung oder Angst in uns gibt. Dann erst muss etwas Inneres überwunden werden. Wir alle kennen »mutige« Verhaltensweisen von Menschen, die zum Beispiel im Extremsport die Grenzen normaler Angst überwinden und als besonders mutig gelten: Kletterer ohne Sicherung, Drahtseilsportler oder Rennfahrer. Sie sind ein Hinweis darauf, dass Mut auch in Extremen gelebt werden kann. Und dann eigentlich mit normalem Mut nichts mehr zu tun hat. Es fällt uns schwer, diese Form des Mutes als selbstschädigend zu kategorisieren.

Eine ganze Industrie des Sports und der Medien lebt davon. Das liegt daran, dass unser Voyeurismus, unsere kollektive Lust an der Sensation das grenzüberschreitende Verhalten der Extremsportler befeuert und unterhält. Nüchtern betrachtet, ist an solchen Verhaltensweisen nichts Sehenswertes oder gar Bewundernswertes zu entdecken, im Gegenteil. Und mit Mut hat dieses Verhalten auch nichts zu tun, vielmehr mit der Suche nach einem Risiko und dem Überschreiten von Grenzen. Wenn nicht gar mit der Verleugnung von Grenzen und mit Größenwahn.

Was also ist dann Mut? Das althochdeutsche Wort »Muot« bedeutet »Sinn«, »Seele«, »Geist«, »Gemüt« oder auch »Kraft des Denkens, Empfindens oder Wollens«. Das ist interessant, weil die Dimension des Mutes damit als emotionale Kraft beschrieben wird. Mit ihr hängt die sogenannte »Velleität« zusammen, eine Äußerung des Wollens, die noch nicht zur Tat geworden ist, also aus einer bloßen Willensregung besteht und kraft- und tatenloses Wollen geblieben ist. Es handelt sich um ein Wollen, das nicht in die Tat umgesetzt werden kann. Mutlosen Mädchen mangelt es auch oft am Wollen.

Kein Mensch lebt ohne Angst. Kein Kind kann angstfrei aufwachsen, obwohl sich Eltern gerade das immer wünschen. Oft unterschätzen Eltern dabei, dass sich diese Angst nicht auf äußere Ursachen, sondern auf Inneres bezieht. Äußere Gründe sind in der Regel leicht zu erkennen und meistens auch gut zu handhaben, indem man die Quelle der Angst meidet oder sein Kind erstarkt, sodass es durch Annäherung und Übung besser mit dem ängstigenden Objekt umgehen kann.

Nun besteht unsere Seele nicht nur aus Impulsen und Gefühlen, die keine Konsequenzen in unserer Seele hinterlassen. Ein dreijähriges Mädchen, das sich beispielsweise ein Stück von der Mutter abwendet, um sich dem Vater mehr anzunähern, kann die Angst entwickeln, dass die Mutter sich als Reaktion darauf ihrerseits von ihrer Tochter abwendet, sie sozusagen dafür bestraft. Im ersten Moment ist es gar nicht wichtig, ob diese Mutter das tatsächlich tut. Viel wichtiger und innerseelisch für das Mädchen wirksamer ist die Fantasie, die sich aus eigenen Schuldgefühlen speist.

Die Angst, die dann entsteht, kann sich schnell auf andere äußere Objekte oder Situationen verschieben. So ist es für die Mutter gar nicht erkennbar, warum ihre Tochter beispielsweise im Kontakt mit anderen Kindern plötzlich ängstlich-zurückhaltend geworden ist. Das betroffene Mädchen hingegen braucht nun viel Mut, um die Unsicherheit auszuhalten, dass ihre Abwendung von der Mutter Konsequenzen haben könnte.

Es gibt in der kindlichen innerseelischen Entwicklung sehr viele denkbare Konstellationen, in denen Mut notwendig ist. Mut ist in diesem Zusammenhang und in diesem Sinn ein wichtiges Element für eine gesunde psychische Entwicklung. Dabei wird es immer auf das Gleichgewicht zwischen intrapsychischer Angst und mutiger Bewältigung ankommen. Allerdings wird es nie so sein, dass sich diese beiden inneren Strukturen im Gleichgewicht halten. Immer wird es eine Pendelbewegung bleiben, in der Kinder mal mehr Angst verspüren, um dann wieder mutiger und unbeeinträchtigt zu sein.

Mut hilft Kindern dabei, Angst auszugleichen und Angst zu bewältigen. Ein Mädchen, das zum Beispiel vorschnell und übertrieben mutig wird, kann dann wie der schon erwähnte Risikosportler sein, der vorschnell über Ängstigendes hinweggeht. Die kollektive Bewunderung dieser mutigen Menschen ist Ausdruck der Angst vor der eigenen Angst. Dasselbe gilt für vermeintlich furchtlose Mädchen, die so bewundernswert angstfrei durch ihr Leben zu gehen scheinen. So wichtig Mut auch ist, so sehr sollten Eltern aufhorchen, wenn ein Kind übertriebenen Mut oder Angst unterdrückenden Mut an den Tag legt.

Mut ist für die seelische kindliche Entwicklung eine wichtige Dimension, die man nur begrenzt lernen kann. Mut ist Bestandteil der angeborenen Persönlichkeit und bildet sich durch jede innere seelische Regung im Zusammenspiel mit äußeren Erlebnissen jeden Tag neu. Viele Eltern, die ihre primär ängstlichen Töchter mutiger machen wollen, übersehen oft die kindlichen Grenzen. Mehr Mut entsteht nur durch die Erfahrung, dass die Überwindung der eigenen Angst nicht mit noch mehr Angst einhergeht. Mut ist dann erfolgreich und kann sogar zu Freude und Leichtigkeit führen, wenn sich tatsächlich herausstellt, dass die Angst nicht wiederkehrt, dass Angstfreiheit Spaß machen und beflügeln kann.

Die Kunst in der Entwicklung von innerem Mut besteht darin, dass sich ängstliche Kinder trauen müssen, sich über eine innere Angstschwelle hinwegzuschubsen und zu erleben, dass sich die Angst tatsächlich wegschieben und überwinden lässt. Ein »übermutiges« Schubsen, das die Angst eher intensiviert, wird dazu führen, dass sich betroffene Kinder noch mehr zurückziehen. Deshalb geht es auch dabei immer darum, eine gute Balance zwischen Anschub und Schutz zu finden.

Jedes Mädchen braucht von Beginn an jeden Tag Mut. Jeder Junge übrigens auch. Und Eltern brauchen den Mut, ihrer Tochter möglichst ohne vorgefertigte Annahmen über Mut so zu begegnen, dass sich ihr Mut angemessen entfalten und die innere Angst angemessen bewältigt werden kann. Sie sollten sich trauen, an ihrer Tochter die Angst-Mut-Ausprägung festzustellen, die tatsächlich gelebt wird. Das heißt, Eltern sollten einen Blick auf ihre Tochter haben, der den Mut des Mädchens weder vergrößert noch verkleinert. Diese offene Haltung bietet die besten Voraussetzungen für eine gute Entwicklung von Mut. Oft wird Mut an der falschen Stelle überschätzt und an der richtigen Stelle zu wenig beachtet. Der kleine, der unsichtbare Mut ist es, den wir in der kindlichen Entwicklung beachten sollten. Dieser Mut wird deutlich, wenn ein Kind beispielsweise zum ersten Mal allein bei der Freundin übernachtet hat. Es sind Ereignisse, die auch vom Kind nicht besonders erwähnt werden. Sie sollten somit dann auch nicht übermäßig gelobt werden. Wichtig ist die elterliche Aufnahme.

Meine Beschreibung, ja Zuschreibung drückt es aus: Mutlosen Mädchen fehlt der Mut. Ihnen fehlt die Erfahrung, dass der durch intensive Ermunterung begleitete Sprung ins Wasser große Glücks- und Befreiungsgefühle auslösen kann. Vielleicht haben sie auch bereits zu oft ein Scheitern erlebt. Mutlosigkeit ist ein Zustand, in dem den Mädchen etwas Wichtiges zum Leben fehlt.

Wenn Mut auch nichts Außergewöhnliches ist – Mut ist unbestritten ein wichtiges Lebenselixier. Wenn er fehlt, fehlt Lebenskraft, Spannung und Neugierde. Die Lust auf Neues, die ja wirklich in einem guten Sinn gierig machen kann, ist automatisch mit Mut verbunden. Unser ganzes Leben ist ein Balancieren zwischen der Lust, unbekannte Türen zu öffnen, und der Angst vor den Gefahren, die dahinter lauern könnten. Einerseits reizen uns die Freude und der Nervenkitzel des Neuen. Andererseits haben wir die Sehnsucht nach dem Vertrauten, Bekannten und Sicheren. Unbändiges Vorpreschen kann Gefahren übersehen. Starres Verharren kann jede Entwicklung lähmen und die Seele verhungern lassen.

Oft ist es unverständlich und schwer nachvollziehbar, dass mutlose Mädchen als kleine Kinder unbeeinträchtigt schienen. Vielleicht waren sie ein wenig zurückhaltend, vielleicht auch ein wenig ängstlich. Diese Ängstlichkeit erweist sich – nachträglich betrachtet – als gravierender, als man es damals hätte annehmen können. Sie gab keine Hinweise auf das, was sich dann in der Pubertät entwickelt. Nur versteckte Hinweise auf ein mögliches Steckenbleiben.

Die Pubertät erfordert besonders viel Mut. Sie ist die Lebensphase, in der sich vieles auf einmal verändert. Nichts ist mehr so wie vorher. Dabei ist die seelische Entwicklung von Mädchen komplizierter und anspruchsvoller als die von Jungen. Mädchen müssen ihr primäres Liebesobjekt verlassen. Sie müssen sich innerlich von ihren Müttern trennen, wenn sie sich der Männerwelt zuwenden möchten oder sogar müssen, jedenfalls mehrheitlich. Jungen können innerlich bei Mama bleiben. Das Verlassen der Mutter ist für Mädchen eine herausfordernde innerseelische Entwicklung, die oft nicht reibungslos verläuft. Diese Reibung kann hilfreich sein, stärken und eine neue seelische Verfasstheit formen. Sie kann aber auch schmerzhaft werden und Angst auslösen.

In jedem Fall brauchen Mädchen dafür Mut. Und sie brauchen die Ermunterung durch ihre Mutter und deren Erlaubnis, sich allmählich von ihr zu lösen. Auf der anderen Seite sollte eine väterlich-männliche Welt stehen, die locken und Neues bieten kann. Der notwendige Mut der Mädchen speist sich aus ihrem Inneren, ihrer Geschichte und der individuellen familiären und sozialen Konstellation.

Neugier als Katalysator für Mut hat immer etwas Libidinöses. Dieses Aufregende kitzelt, lockt und erregt. Dieses Aufregende kann aber auch Furcht einflößen und Angst auslösen. In jedem Fall braucht es Mut. Genau daran mangelt es den mutlosen Mädchen.

Mut und genderspezifische Vorurteile

In der beschriebenen Dimension kommt Mut bei Mädchen und Jungen gleichermaßen vor. Jungen sind nicht grundsätzlich mutiger als Mädchen. Doch allen emanzipatorischen Impulsen der letzten fünfzig Jahre zum Trotz gibt es in Bezug auf emotionale Dimensionen wie Mut immer noch Geschlechterunterschiede. Nach wie vor ist das genderspezifische Vorurteil wirksam, Mädchen seien von Geburt an weniger mutig als Jungen. Mut und auch aktive Modi sind eher männlich konnotiert. Jungen müssen beim Werben den ersten Schritt gehen, Mädchen bleiben beim Locken. Mädchen verführen, Jungen entführen.

Dieses Rollenklischee klingt wie ein Holzschnitt – das ist es sicherlich auch. Holzschnitte überzeichnen, vergröbern und verweisen gleichzeitig auf einen Kern. Dieser Kern bezieht sich unter anderem auf die Gegenpole von Aktion und Reaktion. Damit ist keine Zuschreibung eines Defizits verbunden – so etwas kann sich auf beiden Seiten entwickeln. In dieser Zuschreibung ist auch keine Wertung enthalten. Beziehungen entwickeln sich nie gleichrangig. Tanzen kann man am Ende nur zu zweit.

Obwohl sich unser Wissen und unser Umgang mit Geschlechtsstereotypen in vielen Bereichen deutlich verändert haben, ist Mut etwas, das primär bei Jungen verortet wird. Ohne Zweifel sind Mädchen nicht weniger mutig, oft sogar mutiger bezüglich ihrer Reflexionsfähigkeit und ihrer inneren Auseinandersetzung mit schwierigen Gefühlen. Außerdem sind sie einer komplexeren emotionalen Entwicklung sowie einem deutlich höheren Prozentsatz an Traumatisierungen ausgesetzt. Das alles liefert gute Gründe dafür, bei der Zuschreibung von Mut an die Geschlechter mindestens keine Unterschiede zu machen. Und dennoch halten wir vielfach daran fest. Selbst die Frage, wer beim Werben den ersten Schritt macht, ist keine Frage von Mut, sondern eher eine Frage der Konvention.

Mutlose Mädchen erfüllen alle Kriterien der geschlechtsstereotypen Zuschreibung in konzentrierter Form. In ihnen kumuliert das Bild des zaghaften, ängstlichen Mädchens, das scheu und überfordert von der Welt den Rückzug antritt. Dies ist umso bemerkenswerter, als die mutlosen Mädchen ihren ängstlichen Finger in die Wunde einer gesellschaftlichen Auseinandersetzung legen, die immer noch nicht zu Ende geführt ist. Allen Bedingungen zum Trotz nimmt eine kleine Gruppe von Mädchen ihre Möglichkeiten nicht an.

Natürlich gibt es auch mutlose Jungen. Unabhängig davon, dass dieser Zustand als klinisches Bild bei Jungen seltener vorkommt als bei Mädchen, erwartet man ihn bei ihnen auch seltener. Mädchen dürfen mutlos sein, werden aber auch schnell darauf festgeschrieben. Sie werden aufgegeben, weil niemand genügend Ausdauer hat, sie in der grenzenlos erscheinenden Mutlosigkeit zu begleiten.

Mutlosigkeit kann das Umfeld sehr wütend und sehr hilflos machen. Was die Rollenidentität von Frauen betrifft, werden die mutlosen Mädchen zum Inbegriff weiblichen Rückzugs. Als wollten sie beweisen, dass dieses Stereotyp immer noch Gültigkeit besitzt. Und die Mädchen verweisen uns darauf, dass die Welt gefährlicher ist, als wir denken. Zumindest aus ihrer Perspektive.

Und was ist mit den Jungen?

In diesem Kontext ein Wort zu den Jungen: Sie kommen in diesem Buch nicht vor. Das hat zweierlei Gründe: Zum einen geht es um die Würdigung von Mädchen, darum, sie nicht zu übersehen. Was immer noch und immer wieder geschieht. Zum anderen besteht der klinische Eindruck, als sei das Thema des Steckenbleibens bei Jungen etwas anders gelagert. Jungen haben andere Identifikationsmöglichkeiten, die sie letztlich doch schneller in ihr Leben führen. In jedem Fall wäre dieses Thema ein eigenes Buch, um die geschlechtsspezifischen Ausformungen nicht zu vermischen.

Natürlich gibt es auch Jungen, die stecken bleiben und in ihrer Entwicklung stagnieren. Die klinische Erfahrung zeigt, dass dies bei Jungen seltener mit Schulabsentismus einhergeht. Auch Trennungsangst ist ein Symptom, das bei Jungen seltener vorkommt als bei Mädchen. Jungen haben es leichter, ihren Vätern zu folgen. Das Männerbild ist vielfach unverändert konservativ, und die Söhne müssen nicht fürchten, dass es zu viel für sie wird. Möglicherweise begehrt ein Junge sehr gegen seinen Vater auf, aber über kurz oder lang wird er in die »ausgetretenen Schuhe« des Vaters schlüpfen und seinen Weg gehen.

Die Dynamik der Jungen ist eine andere. Überhaupt ist die psychische Entwicklung von Jungen etwas unkomplizierter, wie bereits beschrieben. Mädchen müssen ihr primäres Liebesobjekt, die Mutter, verlassen und sich auf den Weg zum Vater beziehungsweise zu den Männern machen. Mehrheitlich jedenfalls. Die Jungen hingegen bleiben emotional ihrer Mutter anders verbunden und müssen sie nie aufgeben. Der kleine Junge, der seiner Mutter verspricht, dass er sie heiraten werde, wenn sie nur auf ihn wartet, kann sich sicher sein, dass er bei dieser Entwicklung bleiben kann. Das kleine Mädchen, das dem Vater dasselbe Versprechen gibt, kann sich nicht sicher sein, ob die Mutter nicht zurückgewiesen und verletzt reagiert. Der Vater, der sieht, wie sein Sohn seine Mama anhimmelt, wird stolz sein, so einen aktiven Sohn zu haben. Selbst wenn die Mutter sich analog über das Werben ihrer Tochter dem Vater gegenüber freut, so verändert diese ödipale Konstellation dennoch den primären Bezug.

In der Beschreibung des Unterschieds zwischen weiblicher und männlicher Entwicklung ist keine Wertung enthalten. Es ist eine offene Frage, ob die komplexere seelische Entwicklung der Mädchen auch dazu führt, dass sie anfälliger für eine Reihe psychischer Erkrankungen sind. Zumindest sind Mädchen häufiger in Behandlung.

Gefahren in der äußeren Welt

Die Welt ist groß und gefährlich. Das klingt für erwachsene Ohren dramatisierend. Für Kinderseelen ist das anders. Sosehr Kinder unvoreingenommen und gewissermaßen neutral in die Welt schauen, so sehr kann dieselbe Welt plötzlich bedrohlich werden. Dafür gibt es innere und äußere Gründe. Während die äußeren Gründe allen vertraut sind, sind die inneren Gründe oft verdeckt. Und nicht immer zu verstehen.

Kein Kind wird sich übertrieben fürchten. Die Angst vor dem Floh ist genauso groß wie die Angst vor dem Krokodil. Und beide können gleichermaßen gerechtfertigt sein. Erwachsenen fällt die Aufgabe zu, Kindern Gefahren angemessen zu erklären. Dies gelingt nur, wenn die kindliche Angst im Grundsatz – unabhängig von der Quelle oder ihrem Ausmaß – anerkannt wird.

Während das Neugeborene noch naturgemäß neutral in die Welt blickt – es sei denn, es wird unvermittelt erschreckt –, führen zunehmende Erfahrungen beim älter werdenden Kind zu der Wahrnehmung von Gefährlichkeit. Wie gefährlich die Welt wahrgenommen wird, hängt von den gemachten Erfahrungen sowie der primären Persönlichkeit und der körperlich-seelischen Ausstattung ab. Ein Kind, das zum Beispiel aufgrund einer motorischen Entwicklungsverzögerung nicht mit dem Krabbeln beginnt, erlebt weniger erfolgreiches Explorieren. Ein Kind, das schmerzhaft fällt, wird unter Umständen zurückhaltender in seiner Erkundung der

Welt. Ein ängstliches Kind entdeckt weniger und ist mehr auf seine Fantasien angewiesen. Ein real zurückgewiesenes oder geschlagenes Kind schreibt der Welt zu Recht Gefährlichkeit zu. Zwischen diesen Polen spannt sich das Kaleidoskop auf, in dem das Kind der Welt Gefährlichkeit zuschreibt und erlebt.

Für unseren Kontext sind diese Grundlagen des Erlebens wichtig, weil wir verstehen wollen, wie Mut entsteht beziehungsweise wann und wodurch Mutlosigkeit Raum greift. Im Außen erleben wir gerade eine ungebrochene Gefährlichkeit der Welt. Eine Gefährlichkeit, die von uns Menschen gemacht und unterhalten wird. Wir sind selbst unser größter Feind und zetteln Kriege, Unterdrückung, Terror und die Zerstörung der Welt an. Während Kriege so alt sind wie die Menschheit, ist die Zerstörung unserer Umwelt zwar grundsätzlich ebenfalls kein neues Phänomen, aber in der destruktiven Konzentration mit allen verheerenden Folgen für die nachfolgenden Generationen besonders gefährlich. Das alles sind reale Gefahren und Belastungen.

Wenn eine Altersgruppe in unserer Gesellschaft besonders in der Lage ist, sich an gegebene Verhältnisse anzupassen, dann sind das unsere Kinder. Diese Anpassungsfähigkeit führt aber nicht dazu, dass sie die Gefährlichkeit nicht wahrnehmen. Sie lernen nur sehr schnell, sich damit abzufinden. Ein kluger Überlebensmechanismus, der das kleine Leben lebenswert macht.

Dieser Anpassungsmechanismus gilt auch für die vielen sexuell missbrauchten Mädchen. In dieser Extremform von Belastung und Traumatisierung wird oft deutlich, wie lange und wie intensiv sich Mädchen anpassen können, was von den Tätern auch grenzenlos ausgenutzt wird. Ein Beispiel dafür, dass sich Überlebenswille und Leidensfähigkeit dramatisch überschneiden können. All diese traumatischen Erlebnisse fördern jede Form der Mutlosigkeit und machen sie unmittelbar nachvollziehbar.

Im Inneren der Mädchen, die ohne Traumatisierung aufwachsen, was zum Glück die große Mehrheit ist, geht es um ein Wachsen, ein Größerwerden, das sich immer zwischen den Polen von Gefahr und Angst, Bewältigen und Zurückschrecken abspielt. Dabei geht es innerseelisch nicht immer um eine reale äußere Gefahr. Im Rahmen projektiver Mechanismen wird das Mädchen im Außen mehr oder weniger Gefahren wahrnehmen. Ein Mädchen, das beispielsweise über die eigenen Autonomieimpulse erschrickt, kann im Rahmen einer Projektion die Gefahr auf das Außen übertragen und darin wahrnehmen, dass die Welt, etwa die Schule, zu viel von ihr fordert. Daraufhin zieht sich das Mädchen zurück, verweigert sich und versucht unbewusst, die Angst vor der eigenen Autonomie an einer überfordernden Welt abzuarbeiten.

Die innere Gleichung lautet dann: »Wenn ich mich den Forderungen der Welt widersetze, dann tue ich Mama nichts an und bleibe bei ihr. Ich muss gar nicht selbstständiger werden, ich möchte das auch gar nicht.« So erleben wir immer wieder mutlose Mädchen, die zu Beginn der Symptomatik auffallend zufrieden wirken und wenig Leidensdruck haben. »Warum regt ihr euch so auf? Beruhige dich, Mama. Ich bleibe doch da. Sei froh, dass ich mich nicht so in den Clubs herumtreibe wie die anderen Mädchen!«

Die Fähigkeit zur Anpassung an eine äußere Gefährlichkeit ändert sich mit dem Eintritt in die Pubertät. Wenn plötzlich nichts mehr ist wie vorher. Wenn Körper und Seele nicht mehr die alten sind und alles drum herum nicht mehr stimmt. Diese Entwicklung ist – wie schon ausgeführt – für Mädchen sehr viel komplexer und schwieriger als für Jungen. Sowohl die körperlichen als auch die seelischen Anforderungen brauchen mehr seelische Arbeit. Mädchen müssen sich nicht nur mit der Menarche und dem Brustwachstum arrangieren, was für die meisten bei guter Aufklärung und Begleitung durch ihre Mütter gut zu bewältigen ist. Sie müssen zusätzlich einen Objektwechsel von der Mutter zum Vater beziehungsweise zur männlichen Welt vollziehen. Dies kann auch in dieser Phase der Entwicklung mit erheblichen Trennungsängsten und Schuldgefühlen einhergehen – und es kann vor allem mutlos machen.

Wenn Mädchen diesen Wechsel nur schwer vollziehen, wenn sie mit ihrem Körper unzufrieden sind und die körperlichen Veränderungen sie verunsichern, wenn sie keine guten ersten Erfahrungen mit Jungen machen und sie innerlich sehr an das mütterliche Objekt gebunden sind, dann steigt die Angst. Nun ist Mut gefragt.

In diesem komplexen Wechselspiel zwischen innen und außen, also zwischen der Gefahr, die nachvollziehbar von außen droht und über die Mädchen hereinbricht, der projektiven Überhöhung äußerer Gefahr und der Arbeit an eigenen Autonomieimpulsen, entsteht für sie die Unbill der Welt. Die Mädchen müssen sich beständig damit auseinandersetzen und Lösungen finden. Dabei entsteht ein inneres Abbild darüber, wie groß die Gefährlichkeit ist. Weder Bagatellisierungen noch Dramatisierungen von außen helfen dabei. Manchmal wird man ein Mädchen auch nicht davon abhalten können, eine beständig große Gefahr wahrzunehmen. Immer wird sich die erwachsene Welt hüten müssen, bei den Mädchen zu viel Eigenes unterzubringen. Die eigene Geschichte der Mutter als Mädchen spielt dabei ebenso eine Rolle wie die Geschichte des Vaters und die Dynamik des Elternpaars.

In jedem Fall tun wir gut daran, die Gefährlichkeit der Welt nicht zu unterschätzen. Und dann ist Mut nötig, um mit der Bedrohung zu leben. Mutlosigkeit wird kleiner, wenn man sie anerkennt. Das gilt auch für die Gefahren.

Gefahren in der inneren Welt

Die mutlosen Mädchen sind nicht nur mit einer für sie gefährlichen Welt konfrontiert, sondern sie müssen auch Gefahren im Inneren steuern. Diese Gefahren haben ihre Quelle in dem, was man im weitesten Sinne »Triebwelt« nennen könnte. In dieser Welt geht es um libidinöse Impulse, Gedanken und Fantasien. Unsere Welt der Libido lebt zwischen den Polen aus Aggression und Lust.

Normalerweise gelingt es jedem Kind (und Erwachsenen), sein Seelenleben zwischen diesen Polen so zu regulieren, dass weder eine Übersteuerung noch eine Untersteuerung dominiert. Das eine Extrem ist ein ängstlich-zwanghaftes Kind, das sich nichts nehmen und kaum genießen kann. Das andere Extrem ist ein ungehemmt aggressives Kind, das sich alles nimmt, was es möchte. Niemand kann die inneren Gegensätze allerdings immer so steuern, dass sie vollkommen ausgeglichen sind.

Wenn die mutlosen Mädchen nun feststellen, dass die Welt sie nicht lockt und viel zu gefährlich für sie ist, dann sind sie auf sich zurückgeworfen. Zurückgeworfen auf eine innerseelische Welt, die von Angst beherrscht wird. Jetzt überträgt sich diese Angst auch auf die libidinöse Welt der Mädchen. Eine besonders effektive, unbewusste Strategie in solchen seelischen Situationen ist eine Anästhetisierung. Durch eine solche Betäubung sind keine inneren Impulse mehr spürbar. Anästhesie ist nicht nur in der Chirurgie eine wunderbare und wirksame Strategie, um schmerzhafte Operationen durchführen zu können. Die tägliche Betäubung durch Alkohol, Medikamente, Nikotin und andere psychotrope Substanzen ist weit verbreitet und ein eigenes Gebiet der medizinischen Behandlungsnotwendigkeit. Die Entwicklung einer restriktiven Essstörung im Sinne einer Magersucht oder einer anorektischen Reaktion kann auch dazugehören. »Hunger? Welchen

Hunger? Ich habe keinen Hunger«, lautet der dazugehörige Satz der Mädchen.

Mutlose Mädchen spüren keinen Impuls, kein Sehnen, keine Suche – wie eine Nonne, die allen weltlichen »Gelüsten« abgeschworen hat und im inneren Frieden mit Gott lebt. Die mutlosen Mädchen sind bedürfnislos. Die langweilig-gefährliche Welt reizt sie nicht. Innerseelisch gibt es dann eine Entsprechung.

Im Kontakt mit solchen anästhetisierten Mädchen schwankt man zwischen kompletter Ratlosigkeit und Ärger. Der Ärger entsteht, weil die Mädchen sich etwas herausnehmen, das empörend ist: Sie behaupten, sie hätten keine Bedürfnisse und bräuchten das alles nicht. Das kann gar nicht sein! Schließlich sind alle anderen Menschen jeden Tag mit ihrer eigenen inneren Steuerung beschäftigt. Jeder Mensch hat Bedürfnisse.

Nur wenn man sich die Mühe macht, mit dem Blick der mutlosen Mädchen wie durch ein Mikroskop zu schauen, sieht man, dass die von ihnen genannten Gefahren tatsächlich groß sind. Was uns normal oder banal erscheint, wird plötzlich groß und bedrohlich. Im Elektronenmikroskop sieht ein Virus aggressiv und bedrohlich aus. Mit bloßem Auge ist es nicht zu sehen. Daraus zu schließen, dass nur unsere eingeschränkte Sehfähigkeit das entscheidende Kriterium für den Grad der Gefährlichkeit eines Erregers darstellt, ist voreilig und nicht klug. Gerade aktuell zeigt uns die virale Welt, wie wichtig es ist, sie nicht zu übersehen.

Desinteresse: eine Strategie gegen Überforderung

Eine wichtige Strategie im Umgang mit Mut ist es, alles, was Mut kostet, zu entkräften. Oder anders gesagt, Gefahren für ungefährlich oder – noch wirksamer – für uninteressant zu erklären. Wenn ein Mädchen Partys als uninteressant für sich einordnet und Eltern froh über die Vernunft der Tochter sind, dann wird eine interessante und spannende Quelle dafür neutralisiert, die eigene Neugier zu wecken, sich auszuprobieren und Grenzerfahrungen zu sammeln. Natürlich darf und sollte jedes Mädchen »frei« darüber entscheiden können, was es gerne macht und was nicht. Und natürlich muss kein Mädchen einer Norm oder Konvention folgen. Und doch lässt die Wahrnehmung der Welt als uninteressant einen Spielraum zu, der nicht mit einer freien Entscheidung einhergeht.

Der entscheidende Zugang zu unseren Patienten gelingt in der Regel über die Frage, ob das jeweilige Verhalten aus freier Entscheidung oder im Rahmen eines inneren Gefängnisses entstanden ist. Bei einem Kind mit einer Zwangsstörung, das bestimmte Verhaltensweisen einfach durchführen muss, oder bei einem anorektischen Mädchen, das nicht essen kann, wird es leichtfallen, die Symptomatik im Rahmen dieser Einordnung als Unfreiheit zu kennzeichnen. Es ist das Merkmal aller psychischen Erkrankungen, dass sie eben nicht frei gewählt sind. Die betroffenen Kinder sind ihrer Symptomatik ausgeliefert – selbst, wenn es manchmal anders aussieht. Im therapeutischen Umgang bedeutet das nicht, dass man sich der Symptomatik nur ergeben kann. Im Gegenteil arbeiten wir alle an einer Veränderungsmotivation, wenn sie nicht schon im Kind angelegt ist.

Das Ausmaß, in dem sich die mutlosen Mädchen nicht von der Welt gelockt fühlen, übersteigt den gelegentlichen psychischen Mechanismus von Kindern, die Welt als uninteressant wahrzunehmen, bei Weitem. Der Sog der Welt setzt sich zusammen aus unserer genuinen Neugier, die auf der Suche nach Neuem und Interessantem ist, und der Angst, die das Unbekannte auslöst. Vermittelnd greift dann unser Mut ein, der uns dazu ermuntert, die Angst zu bewältigen, um das Neue erkunden und erleben zu können. So sehr Neugier eine wichtige Grundlage menschlichen Lebens ist und wir sie für die eigene Entwicklung benötigen, so sehr ist sie natürlich auch unterschiedlich ausgebildet. Dennoch entsteht ohne Neugier keine Entwicklung. Ein Kind, das nicht neugierig auf ein neues Spielzeug, eine neue Freundin, einen neuen Ort oder eine neue Fähigkeit ist, wird sich anders entwickeln als ein Kind, dem diese Entdeckerfreude innerlich zur Verfügung steht. Entdeckerfreude ist eine wichtige Grundlage, um gut ins Leben zu kommen.

Neugier ist aber nicht nur angeboren, sondern man kann sie auch erlernen. Man kann an und mit seinen Eltern lernen, dass Neues Spaß macht und inspiriert. Neue Erfahrungen und Fähigkeiten stärken das Selbstbewusstsein und machen uns größer und zufriedener.

Was also, wenn ein Mädchen davon überzeugt ist, dass die Welt nichts Interessantes zu bieten hat? Im ersten Reflex werden Eltern Angebote machen und auf Spannendes hinweisen. Mutlose Mädchen reagieren darauf mit Rückzug. Daraus entsteht schnell ein Hin und Her, und ab sofort beginnen viele Sätze, die an das Mädchen gerichtet sind, mit: »Aber schau doch mal …« oder »Möchtest du nicht (endlich) mal …?« Der Erfolg davon ist, dass Trotz und Angst das Mädchen ergreifen und sich der Rückzug Stück für Stück weiter manifestiert.

Trotz ist ein Phänomen, dem zu oft unterstellt wird, dass es willentlich entsteht und entsprechend zu steuern ist. Trotz keimt auf, wenn ein Hinweis von außen auf eine innere, mit Angst oder Unsicherheit belegte Ambivalenz trifft und sich die Betroffene erkannt fühlt. Das löst Scham aus, und über einen beleidigten, beschämten Gefühlszustand entsteht Trotz.

Trotz ist ein Affekt, der Kinder wie Erwachsene gleichermaßen erfassen kann. Im Gegenüber entsteht als Reaktion darauf nicht selten ein Gefühl der Belustigung, als könne man den Trotz nicht ernst nehmen, weil er übertrieben wirkt. Ein Kind, das zum Beispiel nicht sicher ist, ob es ein Stück Schokolade nehmen möchte, und sehr ambivalent ist, wird durch die Ermunterung »Nun nimm es doch!« auf seinen Impuls hingewiesen, was ein Gefühl des Entdeckt- und Überführt-Werdens erzeugt. Die daraus resultierende Scham führt zu beleidigtem Rückzug. »Nein, ich wollte die Schokolade sowieso nicht!« Und schon hat sich der Trotz etabliert: »Ich werde sowieso nie wieder Schokolade essen!«

Ein destruktiver Umgang mit Trotz bildet sich heraus, wenn man sich über jemand lustig macht oder in einen verärgerten Machtkampf eintritt. Sowohl die Belustigung als auch der Ärger verstärken den Trotz, weil insbesondere Kinder wenig Möglichkeiten haben, sich aus ihrer durch die Herabsetzung verstärkten Scham zu befreien. Oft gelingt das nur, wenn dem Kind ein Weg geebnet wird, der eine Auflösung ohne Gesichtsverlust ermöglicht, in dem beispielsweise das Stück Schokolade »unbemerkt« und vor allem unkommentiert in den kindlichen Mund wandert.

Die Dimension des Trotzes ist bei den mutlosen Mädchen oft sehr ausgeprägt. Nicht selten ist das innere Ausmaß nur schwer einschätzbar. Die Vermischung von Angst und Trotz macht es schwer zu beurteilen, welche Dimension wann vorherrschend ist. Darüber hinaus kann man oft schlecht einschätzen, wie es um die Steuerungsmöglichkeiten der Mädchen bestellt ist.

Ihr Trotz bezieht sich außerdem nicht auf so banale Dinge wie ein Stück Schokolade, sondern auf ihr Leben und ihre Zukunft. Sie befinden sich nicht primär im Trotzmodus. Zuerst kommen sie in ihrem Leben an einen Punkt, an dem es nicht mehr weitergeht. Zuerst wird die Welt oder zumindest vieles darin tatsächlich uninteressant.

Und so paradox es auch erscheint: Auch aus Verzicht kann Lustgewinn entstehen. In fast allen Religionen und Kulturen gibt es den Verzicht oder auch die Selbstkasteiung als erstrebenswertes Ideal. Emotionaler Gewinn durch Verzicht gehört ebenso zu den menschlichen Grunderfahrungen wie der unmittelbare Lustgewinn.

So kann für die mutlosen Mädchen aus einer großen inneren Frage – nämlich: »Wie soll mein Leben weitergehen?« – eine extreme Ratlosigkeit entstehen. Dann ist es für das Unbewusste leichter zu erleben, dass nichts lockt, dass die Welt nicht interessant ist, dass die Mädchen vieles gar nicht erleben oder wissen möchten. Das Uninteressante wird – auf der Basis einer Überforderung – zum Vehikel in das Erstarren, in die Lähmung, in die Verweigerung von Entwicklung. Diese Überforderung kann ein Hinweis darauf sein, dass die Mädchen hypersensitiv sind.

Hypersensitivität: ein innerseelischer Zustand?

Überempfindliche oder hypersensitive Kinder sind inzwischen fester Bestandteil kinder- und jugendpsychiatrischer Diagnostik und Behandlung. Nach wie vor hat der Zustand von Hypersensitivität bisher noch nicht in die offiziellen diagnostischen Manuale Einzug gehalten. Ohne Zweifel gibt es Kinder, die sehr darunter leiden, dass sie bestimmte Materialien, Festigkeiten oder andere haptische Anforderungen an die eigene Haut nicht ertragen können. Verzweifelte Eltern sind froh, wenn sie endlich die ultimative Jogginghose gefunden haben, die für das Kind erträglich ist.

Hypersensitive Kinder sind eine Herausforderung. Eine Herausforderung für die Eltern. Eine Herausforderung vor allem aber für die Kinder selbst. Diese Kinder reiben sich mit ihrer sensiblen Haut förmlich an der Welt. Die Welt wird für sie schneller als für andere Kinder zur Herausforderung. Nicht selten entsteht daraus eine Überforderung.

Man kann sich vorstellen, dass es Kinder mit diesem Phänomen schwerer haben, in die Welt zu kommen. Die Frage, ob affektiv dysregulierte (emotional fehlgesteuerte) Zustände aus der Überempfindlichkeit resultieren oder von Beginn an daneben bestanden haben, ist fast akademisch. Im Umgang mit diesen Kindern haben wir gelernt, dass Veränderungen nur sehr langsam gelingen. Wenn überhaupt.

Es ist ein wundersames Phänomen, dass sich die Kinder- und Jugendpsychiatrie und die internationalen Klassifikationssysteme so schwer damit tun, Hypersensitivität als eigenen körperlich-psychischen Zustand von Krankheitswert anzuerkennen. Die sekundären Auswirkungen auf die Kinder sind einschneidend. Hypersensitive Kinder wachsen damit auf, dass sie nicht wirklich in diese Welt passen. Immer muss eine besondere Lösung für sie gefunden werden. Zu oft stehen sie kopfschüttelnd vor der Auswahl an Kleidung. Kleidung, die nicht die richtige für sie ist. Zu kratzig, zu fest, zu einengend. Die Liste kann sehr lang werden.

Was aber, wenn Hypersensitivität auch ein Zustand sein kann, der sich lediglich auf Innerseelisches bezieht? Was ist, wenn die mutlosen Mädchen die Anforderungen der Welt tatsächlich als eine hoffnungslose Überforderung wahrnehmen? Müssen wir uns dann nicht viel mehr zurückhalten? Müssen wir den Mädchen dann nicht die passende Umgebung schaffen – so, wie man für körperlich hypersensitive Kinder den passenden weichen Stoff finden muss?

Das sind viele Fragen ohne Antworten. Allein die Fragen sind so provokativ, dass man sich nicht wirklich traut, sie zu Ende zu denken. Wenn die komplette Mutlosigkeit, das Steckenbleiben zu einer Lebensunfähigkeit führt, ist die Zuschreibung einer Behinderung nicht weit. Dann müsste es um geschützte Wohn- und Arbeitsformen gehen. Alles sperrt sich in mir gegen diese Vorstellung. Das wäre ein Aufgeben. Eine Aufgabe der Behandlung der Mädchen. Ein fatalistischer Weg.

Und dennoch: Kann die Anerkennung einer Überempfindlichkeit nicht auch neue Perspektiven eröffnen? Alle anderen bislang beschriebenen seelischen Dimensionen sind aufgetaucht, weil es um Anerkennung geht. Die Anerkennung behindernder oder kranker Zustände ist in der Medizin die Voraussetzung für jede Form der Behandlung. Es sei denn, man muss notgedrungen unbekannte Wege ausprobieren.

Es wäre leicht zu sagen, die Mädchen würden sich verweigern oder anstellen. Es wäre leicht, sie zu zwingen. Oder sich in die aktuellen Vorwürfe einzureihen, Eltern des 21. Jahrhunderts versagten in der Erziehung ihrer Kinder zu eigenständigen Erwachsenen. Zwangsmaßnahmen widersprechen unserer Ethik und stehen im Gegensatz zu den partizipativen Ansätzen in der täglichen Arbeit mit Kindern und Jugendlichen.

Wir sind dazu verpflichtet, nichts zu übersehen und Konventionen und Normen beständig zu überprüfen, die für Kinder und Jugendliche gelten. Wenn hinter der fehlenden Anerkennung hypersensitiver Kinder doch die Normung steht, dass Kinder sich nicht so anstellen sollten, dann sind wir aufgerufen, über diese Regel nachzudenken. Auch wenn es unsere erwachsene Angst fördert, aus unseren Kindern könnte nichts werden.

Psychische Hypersensitivität ist eine Dimension, die wir beachten müssen. Wir müssen der seelischen Überempfindlichkeit unseren Respekt zollen. Es geht nicht um eine voreilige Zuschreibung der Überforderung an die mutlosen Mädchen. Auch nicht um eine Entschuldigung – weder für unsere Hilflosigkeit noch für die der Mädchen. Eine Erklärung entschuldigt nichts. Sie macht den Zustand der mutlosen Mädchen vielleicht verständlicher und ebnet einen Zugang.

Neues – eine zweischneidige Dimension unseres Lebens

Neues ist – wie wir schon gehört haben – die Vorbedingung für Entwicklung, Innovation und Entdeckung. Neues ist spannend und herausfordernd. Die Suche danach treibt uns zu Reisen und macht uns neugierig auf Ereignisse. Das Neue ist ein elementarer Motor, um uns weiterzuentwickeln und weiterzuleben. Neues zu entdecken, macht Lust und Spaß. Entdeckerlust ist mit Nervenkitzel verbunden, der uns ergreifen kann, wenn uns das Unbekannte in eine – im positiven Sinne – aufregende Erregung versetzt. Diese Lust ist – wie auch die sexuelle Lust – in uns angelegt, und viele Entdecker und Forscher können beschreiben, wie faszinierend und belebend das Neue sein kann. Auch wirtschaftlich gehen wir immer davon aus, dass Stillstand einen Rückschritt bedeutet und nur die beständige Weiter- und Neuentwicklung unser Überleben sichert.

Der Grat zwischen positiver Aufregung und Anstrengung, die schnell damit einhergehen kann, ist schmal. Viele Menschen verbinden mit Stress etwas Unangenehmes. Dabei sind wir am produktivsten, wenn wir bei wenig Anstrengung unter sogenanntem »Eustress« stehen. Die Silbe »Eu« kommt aus dem Griechischen und bedeutet »gut«. Gar kein Stress, also gar nichts Neues und Aufregendes, bedeutet Langeweile und Erregungsrückgang, was zu Lustlosigkeit und anstrengender affektiver Verflachung führen kann. Zu viel Neues kann zu »Disstress« führen. Das ist die Form von Stress, die den meisten Menschen mit allen körperlichen und seelischen Konsequenzen bekannt ist.

Was guter Stress für jeden Einzelnen bedeutet, ist abhängig von Persönlichkeitsfaktoren, äußeren Bedingungen und Erfahrungen. Ein Kind, das von überängstlichen Eltern begleitet wird, wird gar nicht erfahren, dass Neues spannend sein kann. Ein Kind, das gedrängt wird, furchtlos auf alles Neue zuzugehen, wird sich unter Umständen scheu oder auch trotzig zurückziehen. Ein Kind, das mit schulischen Erwartungen überfordert wird, wird alles Neue mit Stress und negativen Erlebnissen verbinden.

Leider gelingt es uns in Deutschland nicht gut, bei den Schulkindern die neugierige Lust auf Neues zu erhalten. Von daher sind Eltern gefordert, ihren Kindern einen individuellen Weg durch die Schule zu bahnen, sie im richtigen Moment zu fordern und anzufeuern, mit ihnen die Lust auf Neues zu pflegen und sie bei Bedarf zu schützen und zu unterstützen.

Das Neue ist aber zugleich verbunden mit dem Unbekannten, dem Unheimlichen und dem Unvorhersehbaren. Das Neue kann ängstigend und bedrohlich sein. Dann wird es uns nicht locken, sondern zurückschrecken lassen. Das Unheimliche entsteht erst durch Erfahrung oder elterliche Ansage. Ein kleines normal expansives Kind wird immer zuerst auf ein unbekanntes Objekt zusteuern. Wenn es dann eine die Erwartung überfordernde Erfahrung macht, kann das Kind Zurückhaltung oder Angst entwickeln und beim nächsten Mal vorsichtiger sein. Der aufmunternde Blick der Eltern bei all diesen kindlichen Erfahrungen wird das Spektrum erweitern. Der ängstliche Ruf »Achtung!« wird im Kind dagegen die Erwartung entstehen lassen, dass gleich etwas Unangenehmes geschehen wird.

Neugierig sind wir immer dann, wenn die Lust auf das Neue größer ist als die Angst vor einer unangenehmen Erfahrung. Mutlose Mädchen sind durch alles Neue überfordert. Sie sind so erstarrt, dass es keine expansive Bewegung mehr geben kann. Dabei muss es sich bei dem Neuen nicht einmal unbedingt um etwas Unbekanntes handeln. Neu ist etwas auch dann schon, wenn zum Beispiel ein neuer Tag heranbricht und die »alte« Schule wieder besucht werden muss. Eigentlich gewohnte Strukturen werden plötzlich wie etwas Neues wahrgenommen. Der Rückzug in das Gewohnte und Vertraute schließt jedes Neue aus. Je länger dieser Zustand andauert, desto größer wird die Schwelle, überhaupt etwas Neues zuzulassen.

Und je länger die Erfahrung fortbesteht, dass Neues mit einer erneuten Angsterfahrung verknüpft ist, desto ausgeprägter wird die nachfolgende Misserfolgserwartung. Der Schritt in einen allgemeinen Pessimismus ist dann nicht mehr weit.

Pessimismus ist wie eine schwarz gefärbte Brille

Pessimismus ist ein Blick auf die Welt, der davon ausgeht, dass nichts ein gutes Ende finden kann. Für Pessimistinnen und Pessimisten gibt es im Ergebnis immer weniger. Optimistische Kinder hopsen leicht durch die Welt und überschätzen sich bisweilen. Pessimistische Kinder gehen davon aus, dass viele Dinge nicht gelingen werden und sie nicht gewinnen können. Sonnenschein bei den einen Kindern und schwarze Wolken bei den anderen Kindern.

Pessimismus und Mutlosigkeit sind eng verwandt. Pessimismus ist eine Haltung, eine Sichtweise und eine Erwartung an die Welt. Mutlosigkeit ist ein inneres Gerüst, das nicht stark genug ist, um sich selbst voranzubringen. Unguterweise verstärken sich die beiden Dimensionen gegenseitig. Wenn ich schwarze Wolken sehe, verlässt mich der Mut schneller, als wenn ich Sonnenstrahlen sehe oder erwarte. Umgekehrt wird meine Erfolgserwartung kleiner, wenn ich mir weniger zutraue und keine innere Kraft oder keinen Mut verspüre.

Pessimismus ist Teil der Persönlichkeitsausstattung. Allerdings kommt kein Kind pessimistisch zur Welt. Die Sicht auf die eigenen Fähigkeiten und das eigene Können sowie auf die Frage, wie sich Ereignisse fügen, fortsetzen oder enden, ist das Ergebnis von Erfahrungen. In einem komplexen Zusammenspiel von beobachten, ausprobieren, scheitern und erfolgreich sein entsteht für jedes Kind ein erfahrungsbasiertes emotionales Puzzle, das die Grundlage für jeden neuen Versuch bildet, die Welt zu sehen, zu erfahren und zu explorieren.

Pessimismus hat einen erheblichen Anteil daran, wie gut die Schritte für die mutlosen Mädchen gelingen. Optimismus kann beflügeln, kann aber auch dazu führen, dass man für Gefahren oder Hindernisse blind wird und sie unterschätzt. Pessimismus dagegen kann lähmen, verhindern und die Bewältigung der Welt sehr viel schwerer machen.

Die mutlosen Mädchen verinnerlichen und steigern ihre dunkle Sicht auf die Dinge mit jedem Tag, den sie diese emotionale Brille tragen. Pessimismus verstärkt sich selbst, weil jedes noch so kleine Scheitern, jede noch so kleine dunkle Wolke die gefühlte Aussichtslosigkeit verstärkt. Pessimismus lässt sich leider nicht wegreden. Oft sind es die mutlosen Mädchen gewohnt, dass ihnen diese Sichtweise ausgeredet werden soll. Das ist so, als wenn man mit einem Farbenblinden über Farbenblindheit diskutieren möchte. Wenn es gut läuft, kann ein farbenblinder Mensch anerkennen, dass er bestimmte Farben nicht oder falsch wahrnimmt. Den Kern seiner Wahrnehmung wird man nicht infrage stellen können.

Ähnlich wie bei Schmerz, den jedes Kind nur subjektiv kennzeichnen kann, ist auch das Ausmaß von Pessimismus individuell. Oft bekommen die Mädchen Sätze wie diese zu hören: »So schlimm wird es schon nicht werden. Jetzt probiere es doch mal!« Diese Verharmlosung erweckt in den Mädchen den Eindruck, dass ihnen ihre Wahrnehmung abgesprochen werden soll. Wenn sie sich dagegen wehren, führt das zu einer Verstärkung ihres Pessimismus. Ein selbstverstärkender Kreislauf kann beginnen, den niemand möchte.

Pessimismus ist Gift für eine Seele, die in die Welt möchte. Gift, das lähmt, die Wahrnehmung eintrübt und zurückhält. Jede Exploration ist sinnlos, weil sich das schwarze Gift sowieso ausbreiten wird. Vom Kopf langsam hinab in den Körper, der sich dann nicht mehr bewegt. Die Augen sind mit schwarzem Blick getrübt. Wir müssen uns vorstellen, dass die Mädchen bisweilen eine Blindenbrille tragen. Eine undurchsichtige.

Solche negativen Gefühlswelten können – ebenso wie positiv-euphorische Zustände – ansteckend sein. Überhaupt darf man nicht übersehen, wie Gefühle und Wahrnehmungen von Kind zu Kind, von Mädchen zu Mädchen weitergegeben werden können.

Gefühle sind ansteckend

Natürlich gibt es keinen »Psychokokkus«, also keinen Erreger, der psychische Zustände verursacht und von Mensch zu Mensch übertragen werden kann. Dennoch ist es eine Alltagserfahrung, dass emotionale Zustände an andere weitergegeben werden können. Ein sehr aufwühlender Film, ein emotionales Theaterstück, ein berührender Roman oder ein ausdrucksstarkes Bild – auch Kunst kann Emotionen transportieren und jeden von uns ansteckbar werden lassen. Gute Kunst zeichnet sich sogar dadurch aus, dass sie ansteckend ist und etwas in die Seele des Rezipienten transportiert. Vom Maler zum Betrachter. Vom Schauspieler zum Zuschauer.

Ein optimistisches Mädchen wird sich von der Freundin, die immer mutloser wird, nicht anstecken lassen. Ein zweifelnd disponiertes Mädchen dagegen wird die Hoffnungslosigkeit ihrer Freundin aufnehmen, weil sie sich nicht gut dagegen abgrenzen kann. Neben der Empathie, die sie ihrer Freundin entgegenbringt, kann es sein, dass sich der Zustand auf sie überträgt.

Am deutlichsten sind solche Ansteckungsphänomene bei selbstverletzendem Verhalten oder hysterischen Phänomenen, die bei den mutlosen Mädchen aber keine große Rolle spielen – anders als das selbstverletzende Verhalten, das bei anhaltender Verzweiflung und bei nagenden Selbstzweifeln zu einem Regulativ für die Mädchen werden kann.

Selbstverletzung ist eine ungeheure Grenzüberschreitung, die für viele faszinierend und gleichermaßen abschreckend wie anziehend ist. Die Unversehrtheit des eigenen Körpers zu missachten und den gewaltigen Schreck der Umgebung als maximale Beachtung aufzunehmen, erzeugt einen großen Sog der Mädchen untereinander. Das ist der Grund, warum ein selbstverletzendes Mädchen in einer Schulklasse mit ihrem Verhalten oft nicht allein bleibt. Warum Posts darüber in sozialen Medien viele Likes bekommen. Diese erweiterte Aufmerksamkeit für Selbstverletzung erzeugt selbsterhaltende soziale Kreise, die sich in der Seele jedes einzelnen Mädchens fortsetzen.

Die Mutlosigkeit und alle damit verbundenen seelischen Phänomene können durchaus ansteckend sein. »Antiinfektiös« kann immer nur die schnelle Ansprache der Mädchen sein, die weder von zu großer Betroffenheit oder Moralisierung noch von Bestrafungstendenzen getragen sein sollte.

Die Ansteckung kann sich aber auch nur auf ein einzelnes Mädchen beziehen. Dann springen die Gefühle nicht von anderen auf sie über, sondern breiten sich innerseelisch aus. Wie eine Infektion der Haut, die sich ausdehnt. Ein seelischer Waldbrand, der nur dadurch einzudämmen ist, dass durch Abspalten der Wahrnehmung von Empfindungen breite Gräben ausgehoben werden, über die das Feuer nicht hinwegspringen kann. Die mutlosen Mädchen beschreiben diesen Zustand wie einen inneren Sog, der sie immer tiefer hinabzieht, sie Kraft und Anstrengung kostet und mit Anspannung verknüpft ist. Es macht in diesem Fall Sinn, auch mit anderen Mädchen, beispielsweise Klassenkameradinnen und Freundinnen zu sprechen, nicht nur mit der eigenen Tochter. Überhaupt haben Eltern nach meinem Dafürhalten zu viele Hemmungen, auch mit anderen Kindern zu sprechen, wenn es ein Thema gibt, das alle angeht. Solche ansteckenden inneren Zustände sind dann besonders ausgeprägt, wenn es sich um traumatisierte Mädchen handelt.

Traumatisierung als mögliche Ursache für Mutlosigkeit

Die körperliche, emotionale oder sexuelle Traumatisierung von Kindern ist ungebrochen ein erhebliches Problem unserer Gesellschaft. Es gibt keine Hinweise darauf, dass sexueller Missbrauch rückläufig sein könnte. Gerade bei psychisch kranken Mädchen findet sich ein erhöhter Prozentsatz traumatisierter Kinder.

Ein Trauma ist dadurch definiert, dass die individuellen Verarbeitungsmöglichkeiten eines Menschen durch ein Erlebnis überfordert sind. Dieses Erlebnis kann eine Naturkatastrophe oder ein Unfall sein, aber auch körperliche und/oder sexuelle Misshandlung.

Im Kontext psychischer Erkrankungen sind insbesondere die körperliche und die sexuelle Traumatisierung von Bedeutung.

Während die körperliche Misshandlung – Schläge oder andere körperliche Übergriffe – direkt zu Schmerzen, Verletzungen, Erniedrigung und Demütigung führen, entstehen bei der sexuellen Misshandlung noch komplexere Folgen. Der sexuelle Übergriff ist eine Überschreitung körperlicher Grenzen und erzeugt durch die Sexualisierung eine zusätzliche körperliche und seelische Sprengkraft. Die betroffenen Kinder erleben einen Missbrauch auf körperlicher und seelischer Ebene, der so massiv ist, dass er oft nur durch Dissoziation, also durch eine komplette Abspaltung des Erlebten, ausgehalten werden kann.

Die unmittelbar, oft aber auch mit großer zeitlicher Verschiebung auftretenden Symptome fasst man mit der Diagnose einer posttraumatischen Belastungsstörung zusammen. Nach der tiefgreifenden Verzweiflung durch das unmittelbare Erlebnis kommt es zu sich wiederholenden Flashbacks, bei denen durch Nachhallerinnerungen seelische Situationen erzeugt werden, die nahe am ursprünglichen Erlebnis sind. Darüber hinaus können eine Vielzahl von Symptomen entstehen wie Schlafstörungen, Reizbarkeit, Anspannungszustände oder auch eine erhöhte Schreckhaftigkeit.

Wichtig ist, dass es keine wiederkehrende Symptomkonstellation gibt. Es gibt kein spezifisches Symptom, das eindeutig auf eine Traumatisierung verweist. Und: Die betroffenen Mädchen erinnern sich oft über viele Jahre nicht an das Ereignis. Eine komplette Amnesie schützt sie, unterhält aber auch die Symptome.

Bislang gibt es keinen Hinweis darauf, dass die Entwicklung der mutlosen Mädchen vermehrt mit sexuellem Missbrauch einhergeht. Es wäre vorschnell, einen Zusammenhang herzustellen. Aber es gibt Entwicklungen, bei denen uns die Erklärungen ausgehen und wir auch an Traumatisierungen denken müssen. Das ist ein

Thema, das bei (fast) jeder kinder- und jugendpsychiatrischen Diagnostik mitläuft, mitlaufen muss, weil wir weder in den Praxen noch in den Kliniken die Zahlen von sexuell missbrauchten Mädchen sehen, die wir auf der Basis wissenschaftlicher Daten eigentlich erwarten müssten.

Sowenig der reflexhaften Zuordnung von Mutlosigkeit und Traumatisierung vorschnell Vorschub geleistet werden soll und darf, so wenig dürfen wir die Mädchen übersehen, die dem ausgeliefert sind und waren. Die körperliche und sexuelle Traumatisierung von Kindern und Jugendlichen bleibt ein Skandal, bei dem die öffentliche Empörung in ihrer Lautstärke darüber hinwegtäuscht, dass wir in Wirklichkeit nichts dagegen unternehmen. Je lauter die Empörung von männlicher Seite über die »Kinderschänder« – ein schrecklich verleugnender Begriff –, desto klarer das kollektive Verständnis, dass solche Übergriffe täglich weiter geschehen. Unser kollektives Versagen an dieser Stelle ist unerträglich.

Damit kein Missverständnis entsteht: Es gibt – wie schon gesagt – keinen Automatismus in der Entwicklung der mutlosen Mädchen und sexueller oder körperlicher Traumatisierung. Nichtsdestotrotz sollte diese Frage immer mit bedacht werden. Die Kunst dabei ist, nicht vorschnell misstrauisch zu sein. Kriminalistische Psychotherapie wird kein ausreichendes Vertrauen schaffen können. Naive Psychotherapie wird zu viel übersehen.

Chloe, von der der Satz stammt: »Das Leben ist zu kurz, um groß werden zu können«, gehört zu dieser Gruppe mutloser Mädchen, die traumatisiert sind. Sie war als kleines Kind schon ängstlich und entwickelte mit drei Jahren eine Mutismus: Sie sprach außerhalb der Familie nicht mehr und flüsterte nur noch mit ihrer Mutter. Im Alter von sechs Jahren begann durch einen »guten Freund der Familie« ein sexueller Missbrauch, der vom 9. bis zum 16. Lebensjahr mit Geschlechtsverkehr einherging. Unbemerkt. Gegen ihren

Willen. Chloe selbst konnte nicht über das sprechen, was ihr regelmäßig am Wochenende widerfuhr. Sie wusste, dass sie die Familie gesprengt hätte, wenn sie geredet hätte. Der sexuelle Missbrauch bestätigte alle innerseelischen Befürchtungen des Mädchens: »Ich habe kein Recht auf eigenes Erleben, ich darf mich nicht wehren, ich muss mich opfern.« Ihr Stillhalten steigerte ihr Verstummen. Zwischen ihrer verletzten Seele und der Welt baute sich eine unüberwindbare Mauer auf.

Zusätzlich führte die unangemessene Sexualisierung zu dem Erleben, dass Erregung mit Gewalt verbunden war, was sie ihr ganzes Leben lang in Form von masochistischer Eigengefährdung prägen sollte. Erst durch jahrelange Beschäftigung mit dieser Wunde, von der nur ganz wenige ausgewählte Menschen erfuhren, und durch ein Studium der Medizin beruhigte sich der innere Sog der Zerstörung durch den fortgesetzten Sturm von Anspannung, Sexualisierung und Selbstverletzung.

Chloe war und blieb als Kind und Jugendliche ein komplett übersehenes Mädchen. Ängstlich-scheu und zurückgezogen, später auch essgestört. Sie erlitt einen kompletten Geschmacksverlust wie nach einer viralen Infektion, nur über viele Jahre hinweg. Bei ihr hatte das gesamte Hilfesystem versagt. Für Chloe gab es in ihrer Kindheit nirgendwo einen sicheren Ort. In der Schule war sie gut, aber isoliert und stumm. Die Schule ist der Ort, an dem für die mutlosen Mädchen sehr viel ihrer Überforderung kumuliert.

Schule als Lern- und Sozialraum

Gerade für die mutlosen Mädchen ist die Schule ein zentraler und sozialer Bereich ihres Lebens. Schule ist dadurch gekennzeichnet, dass man dort jeden Tag Neues lernt. Sosehr das Neue ein Kennzeichen von Lernen ist, so sehr entsteht in den Mädchen Angst und Widerwillen, jeden Tag aufs Neue dorthin zu gehen. Es gibt keine Hinweise darauf, dass die mutlosen Mädchen im Prinzip kognitiv von der Schule überfordert sind. Bis zum mehr oder weniger schleichenden Beginn der Symptomatik sind sie völlig unauffällig. Niemand würde auf die Idee kommen, dass diese Mädchen eines Tages nicht mehr in der Schule erscheinen.

Offensichtlich geht es nicht um das Lernen als solches. Es geht darum, dass das Leben jede Farbe verliert und nichts die Mädchen in die Schule zieht. Mit jedem Tag, den sie nicht dorthin gehen, sich nicht zeigen und sich den Anforderungen nicht stellen, wird die Schwelle größer. Mit jedem Tag wird es schwerer, sich aufzuraffen. Wenn dann der morgendliche Kampf um das Aufstehen entsteht, legt sich mit jeder Minute des Liegenbleibens ein Bleigewicht auf die Mädchen. Ein Bleigewicht, das sich selbst beständig verstärkt und schwerer und schwerer wird.

Die Mädchen meiden dann jeden Tag mehr den Ort, an dem man sich als Kind oder Jugendliche täglich zeigt. Dieser »Laufsteg« kann Freude machen, weil er mit guten Kontakten zu Freundinnen und Freunden verbunden ist. Die Freude darüber, in einer sozialen Gruppe aufgehoben zu sein, kann sich mit einem gesunden narzisstischen Bedürfnis nach eigener Bedeutsamkeit verbinden. Sich sozialen Kontakten auszusetzen, kann aber auch Stress bedeuten, wenn ein Mädchen nicht so selbstsicher in der Welt steht. Die soziale Gruppe der Schule kann von Neid, Missgunst und Rivalität getragen sein. Diese Dimensionen gehören zu unserem Leben genauso dazu wie alle anderen. Verhindern kann niemand, dass solche destruktiven Prozesse entstehen. Entscheidend ist immer, wie sehr sie aufgegriffen werden. Wie intensiv und offen Erwachsene den Schülerinnen helfen, mit diesen Impulsen klarzukommen und sie konstruktiv zu wenden.

Oft hat man bei Lehrern von weiterführenden Schulen den Eindruck, dass sie mehr von dem Selbstverständnis getragen sind, die Schule sei in erster Linie ein Ort des Lernens. Dieses Lernen findet nicht in der Abgeschiedenheit des Kinderzimmers statt. Im Gegenteil, 25 bis 30 Schülerinnen und Schüler sitzen im selben Raum und bilden eine sozial-emotionale Gruppe, die sich in Untergruppen aufteilt. In dieser Gruppe wogen die Gefühle auf und ab, mit denen die Schülerinnen in ihre soziale Welt finden müssen. Der Lärm, der viele Klassen bestimmt, korrespondiert mit den hohen emotionalen Anforderungen.

Eine zusätzliche Anmerkung zum Lärm in Kitas und Schulen sei an dieser Stelle erlaubt: Der Lärmpegel in vielen sozialen Situationen mit Kindern ist in Deutschland unerträglich. Immer mehr Kinder beschweren sich zu Recht darüber. Kein Erwachsener – außer den Lehrerinnen und Lehrern, die genauso respektlos behandelt werden wie ihre Schülerinnen und Schüler – würde freiwillig mit zu großen Klassen in zu kleinen Räumen und einem unzumutbaren Lärmpegel arbeiten wollen. Großraumbüros gehören der Vergangenheit an. Aus irgendeinem, sich nicht erschließenden Grund behandeln wir Kinder und Lehrer zutiefst respektlos.

Zurück zu den mutlosen Mädchen. Die Frage nach Henne oder Ei ist nicht leicht zu beantworten. Am ehesten treffen wohl mehrere Umstände zusammen: Mädchen, die sich zunehmend nicht mehr zeigen möchten. Sich nicht mehr angezogen fühlen vom Sozialraum Schule. Mädchen, die sich immer weniger zutrauen – sowohl im Lernumfeld als auch in der sozialen Schulwelt.

Auch wenn man es nicht immer kommen sehen kann, welches Mädchen sich wann zurückzieht – die Pflege der sozialen Welt in der Schule ist wichtig und wird gleichzeitig oft nicht ernst genug genommen. Wie leicht könnte es sein, Schulen wie oben beschrieben zu einem sicheren und ruhigen Ort der Begegnung zu machen. Einem Ort, an dem sich Kinder wohlfühlen, wertgeschätzt und respektiert werden. Gerade die mutlosen Mädchen sind mit ihrer Sensitivität auf Unterstützung angewiesen. Wir sollten uns nicht damit zufriedengeben, dass eine kleine Gruppe von Mädchen die schulische Bühne verlässt.

Vom Risiko, sich zu zeigen

Das Leben ist eine Bühne. Wer kann das besser verstehen als jugendliche Mädchen. Sich zu zeigen und den »Laufsteg« des Lebens (auf den mehrheitlich Mädchen gehen müssen) zu betreten, ist ihr tägliches Erleben in den sozialen Medien. Instagram lebt davon, dass Menschen Fotos von sich teilen. Das klingt harmlos, ist aber genauso verführerisch wie destruktiv.

Die Zeigelust als menschheitsimmanentes Phänomen ist ein Balanceakt zwischen Sieg und Niederlage. Wenige Minuten, schon ein Augenblick genügt, um über einen anderen Menschen, der sich zeigt, zu urteilen. Ihn abzuurteilen. Inzwischen nur noch mit der Dichotomie zwischen Daumen rauf oder Daumen runter. Sich zu zeigen, ist zu einer intensiven Dimension des täglichen Lebens geworden.

Sosehr man sich – wie viele Eltern – als analoges Fossil vielleicht darüber wundern mag, warum es von irgendeiner Bedeutung ist, ständig in die Welt zu posten, was vor einem auf dem Tisch steht, so sehr unterschätzen Eltern, dass der Laufsteg zum täglichen stressigen Bestandteil der jugendlichen Welt geworden ist. Und »jugendlich« meint in unserem Kontext: »weiblich«. Der analoge Laufsteg war und ist die Promeniermeile, die Uferpromenade oder auch nur der Bürgersteig wie zum Beispiel der »Jungfernstieg« in Hamburg. Das Phänomen der Zeigelust ist nicht neu, nur die Intensität und das Tempo haben sich gewandelt.

Es wird schnell klar und deutlich: Mutlose Mädchen können und wollen sich nicht zeigen. Die Glamourwelt des Instagram-Laufstegs beweist den Mädchen, dass sie nicht dazugehören. Nichts zu zeigen, nichts vorzuweisen haben. Sosehr die digitale Teilhabe sinnvoll und hilfreich sein kann – die tägliche Schau bearbeiteter und optimierter Fotos erschlägt, quält und macht klein. Der Einfluss von Influencerinnen ist überwältigend. Wobei der Begriff eine dramatische Verkennung des eigentlichen Inhalts ist. Es geht um Verkauf: Ich schlage vor, Influencerinnen zukünftig nur noch Verkäuferinnen zu nennen. Eine besondere Vorstellung, dass Kinder inzwischen diesen Berufswunsch nennen, weil sie Verkaufszahlen mit Einfluss verwechseln.

Für die mutlosen Mädchen ist der tägliche, minütliche Blick auf Instagram und Co. ein ständiger Beweis ihrer Nichtigkeit. Ein schillerndes Karussell dreht sich ohne sie. Sie stehen – vielleicht wie früher – daneben und sehen die fröhlichen Kindergesichter in ihren Traumvehikeln über das Rund rumpeln. Mama hat schon mehrfach angeboten: »Möchtest du nicht auch, Mäuschen?« Und die kleine mutlose Maus hat zaghaft mit dem Kopf geschüttelt und geflüstert: »Nein, Mama, jetzt gerade nicht. Ich möchte nicht.« Bis Mama sich etwas entnervt dem Geschwisterkind im Rennwagen zuwendet und winkt.

Jede Form der Exhibition und des Sich-Zeigens ist den mutlosen Mädchen zutiefst zuwider. Vermeintlich haben sie nichts zu zeigen, nichts zu bieten, nichts, auf das sie stolz sein könnten. Und mit jedem Tag des Rückzugs wird es schwieriger, sich zu zeigen. In der Schule, vor der Tür, bei Instagram.

Mutlose Mädchen leben innerseelisch davon, dass jeder Blick, jeder Scheinwerfer, der auf sie gerichtet ist, nur Defizitäres zutage fördert. Dieses negative Selbstbild ist zutiefst in ihren Seelen verankert und hilft, die Scham auszuhalten. Die Scham bezieht sich auf jede noch so kleine Bewegung in das Außen, die damit verknüpft ist, dass sie scheitern. Sich zu zeigen, heißt, zu scheitern oder abgelehnt zu werden – zuallererst vom eigenen Über-Ich, dieser grausamen Gewissensinstanz, die den mutlosen Mädchen suggeriert, sie seien nichts wert und hätten nichts – wirklich gar nichts – zu bieten.

Dagegen kann man nicht ankommen. Das ist die tiefe Erfahrung der Eltern. Und mancher Therapeuten. Die Mädchen verstummen an dieser Stelle. Und alle anderen manchmal auch.

Verstummen: Jedes Wort zeigt schon zu viel

Wie wohltuend das ist, nicht zu sprechen. Nicht sprechen zu müssen. Das Schweigegelübde in manchen Klöstern klingt verführerisch. Ruhe. Noch weniger Exhibition. Schweigen. In sich sein. Jedes Wort, das sich auf der Zunge formt und herauspurzeln möchte, schmeckt bitter und ekelig. Bei mutlosen Mädchen ist mit jedem Wort eine tiefe Scham verknüpft. Ihr Achselzucken drückt es aus: Es gibt nichts zu sagen.

Wir unterstellen leicht, dass die Mädchen nichts sagen können oder wollen, was auch nicht falsch ist. Wir unterschätzen dabei die Macht und die Verführung, die damit verknüpft ist zu schweigen.

Die meisten Menschen sprechen gerne. Sie vertrauen auf die reinigende Funktion des Sprechens, des Mitteilens, des Teilens. Geteiltes Leid ist halbes Leid, heißt es. Es gibt Menschen, die andere mit ihren Sorgen und Problemen zutexten. Die mutlosen Mädchen tun genau das Gegenteil. Sie verlieren sich im Verstummen, im Schweigen.

Verstummen ist ein Verlust von Sein. Verstummen stellt für die Mädchen aber gleichzeitig auch einen Gewinn dar. Dieser besteht darin, dass alle Menschen um sie herumstehen und fragend schauen. An dieser Stelle geht es explizit nicht um die Zuschreibung: »Insgeheim genießen die Mädchen das doch!« Es geht nicht um sekundären Krankheitsgewinn, der entsteht, wenn man durch eine Erkrankung besonders viel Zuwendung erfährt. Vielmehr versinken die Mädchen förmlich im Verstummen. Und das kann auch lustbetont sein. Lustvolles Schweigen ist zwar aus der Not heraus geboren, kann aber angenehm sein. Außerdem steckt im Schweigen immer etwas Geheimnisvolles. Nichts ist interpretationsbedürftiger als Schweigen.

Im Verstummen kumuliert die extreme Exhibitionsangst, also die Angst, sich zu zeigen. Die mutlosen Mädchen fürchten mit jedem Wort, zu viel von sich zu zeigen. Sprechen ist körperlich. Die Bewegung der Zunge, das Formen der Worte im Mundraum und ihre Entlassung in die Welt zeigt so viel. Zu viel für die Mädchen, die nichts zeigen können, nichts zeigen möchten. Weil sie davon überzeugt sind, nichts zu zeigen zu haben.

Die Mädchen würden von sich selber sagen, dass sie nichts wissen. Nicht wissen, was sie sagen sollen, tatsächlich nichts über sich wissen. Die Hemmung, sich zu zeigen, kann so tief gehen, dass bei dem Versuch, in sich hineinzuhorchen, alles vernebelt. Die Mädchen sitzen dann achselzuckend vor uns und sehen in sich nur weißes Nichts, hören nur weißes Rauschen. In dieser Doppelung von Angst und Unwissen wird das Verstummen so intensiv, dass der Mund wie mit einem Reißverschluss versiegelt zu sein scheint. Manchmal schürzen sie die Lippen, um uns zu beruhigen mit einem »Nö, es ist alles in Ordnung«. Dieser Beruhigungsversuch schlägt allerdings fehl, weil sofort spürbar ist, dass sie uns entlasten möchten, um die Tür geschlossen zu halten.

Unsere Aufgabe bei den verstummten Mädchen ist es, sie zu übersetzen und zu doppeln. Uns in Gedanken hinter sie zu stellen und in Ich-Form zu sagen, was sie denken und fühlen. Real wird man das nur in der Therapie machen, weil es sehr überraschend und beschämend für die Mädchen sein kann zu erfahren, wie viel wir über sie wissen. Beim Doppeln stellt sich die Therapeutin hinter oder neben die Patientin, um in Ich-Form auszusprechen, was vermutlich in der Patientin vorgeht. Wenn das auf der Grundlage einer vertrauensvollen und sicheren Beziehung geschieht, haben die Mädchen die Möglichkeit, das Gesagte zu korrigieren. Wenn das Doppeln stimmig gelingt, ist zumindest ein klein wenig ausgesprochen.

Im familiären Alltag ist das Doppeln in Gedanken für Eltern hilfreich. Eltern können sich an die frühe Zeit des Mädchens als Säugling erinnern. Das war eine Lebensphase, in der das Kind darauf angewiesen war, übersetzt zu werden. Eltern von Säuglingen müssen immer eine Idee davon haben, was in ihrem Kind vorgeht, damit sie es richtig übersetzen und für das Kind angemessen handeln können. Die Aktivierung dieses schon einmal gelebten Prozesses kann die verständnisvolle Beziehung zwischen Eltern und Tochter sehr unterstützen.

Schweigen ist nur dann Gold, wenn es freiwillig gewählt ist. Wenn sich der Mund angstvoll verschließen muss, ist das Schweigen Ausdruck einer weiteren Gefängniszelle, in der die Mädchen sitzen. Dabei werden sie das selber nie als positiv wahrnehmen und in großer Ambivalenz sich selbst gegenüber gefangen sein.

Ambivalenz und der Sprung ins kalte Wasser

Die Fähigkeit zur Ambivalenz ist ein wichtiger Reifungsschritt in der kindlichen Entwicklung. Je jünger Kinder sind, desto schwerer ist Ambivalenz auszuhalten. Dann wollen Kinder immer sofort und nur eine Lösung. Das kann sich manchmal bis in das Erwachsenenalter hinein erstrecken. Diese Menschen sind auf einseitige Antworten und Lösungen angewiesen.

Ein inneres Hin- und Hergerissensein gehört zum seelischen Leben dazu. Es gibt kein ambivalenzfreies Leben. Auch die mutlosen Mädchen sind nicht frei von Ambivalenz. Das ist ein Glück, weil es ein Zeichen dafür ist, dass sie doch nicht komplett gelähmt sind. Wenn sie neben ihrer Mutlosigkeit zarte Impulse verspüren, etwas zu verändern, wenn neben dem Verharren und Verstummen ein Impuls zum Bewegen und Sprechen vorhanden ist, nährt das unsere Hoffnung.

Für die Mädchen kann die Ambivalenz sehr quälend werden. Wenn sich in dem Hin- und Hergerissensein eine Balance herstellt, werden die Mädchen im wahrsten Sinn des Wortes innerseelisch von einer Seite auf die andere Seite geschleudert. Dann sind sie gefangen in ihrer Ambivalenz, aus der es kein Entrinnen gibt. Sich für eine Seite zu entscheiden, ist genauso gefährlich, wie sich zu bewegen oder zu sprechen. Diese Ambivalenz zu überwinden, ist wie ein Sprung in das kalte Wasser. Die Mädchen gehen dabei davon aus, dass sie nicht schwimmen können. Eine Schwimmweste lehnen sie ab, weil es für sie zu beschämend wäre zu zeigen, wie »klein« und unbeholfen sie sind.

Ambivalenzfähig wird man nur, wenn man fehlerfreundlich ist und etwas ausprobiert. Probehandeln in der Fantasie kann das Mädchen anwärmen: Eine unserer Patientinnen, eine begeisterte und tägliche Fahrradfahrerin, konnte anschaulich berichten, wie sie auf dem Fahrrad – mitten im tosenden Verkehr und doch komplett für sich – den intensivsten Fantasien nach Kontakt und Begegnung mit anderen Menschen nachgehen konnte. Sobald sie abgestiegen war, fand sie sich in ihrer innerseelischen Arrestzelle wieder.

Irgendwann aber hilft es nichts: Die mutlosen Mädchen müssen sich – trotz der Unsicherheit, ob eine Entscheidung richtig ist – trauen, ihre Angst zu überwinden und loszulegen. Von außen kann man diesen Prozess nur unterstützen, indem man Fehlerfreundlichkeit zusichert. Kinder glauben manchmal allerdings nicht, dass wir es wirklich nicht schlimm finden, wenn etwas schiefläuft. Das Über-Ich der mutlosen Mädchen, ihre Gewissensinstanz, ist besonders unnachgiebig und streng. Das hat etwas damit zu tun, dass sie so sensitiv und ängstlich in ihrer primären Persönlichkeit sind. Die vielen Skrupel, mit denen sie aufwachsen, sind nicht dazu geeignet, etwas Neues forsch oder wild auszuprobieren. Und sich dabei womöglich zu stoßen, um danach zu wissen, wie man den Stoß vermeiden kann. Dann verharren sie lieber und gehen kein Risiko ein.

Manchmal kann man die mutlosen Mädchen an die Hand nehmen, oft weisen sie das zurück. Der unbeobachtete Moment in einer Sportgruppe kann hilfreich sein, um sich »heimlich« zu bewegen. Überhaupt gibt es in der kindlichen Entwicklung viele Momente, bei denen es besser ist, dass niemand zuschaut. Die Scham, bei einer Veränderung gesehen oder »ertappt« zu werden, mildert sich ab, wenn andere wegschauen. Die mutlosen Mädchen zeichnen sich gerade auch dadurch aus, dass selbst positive Veränderungen schambesetzt sind. Natürlich freuen sich Eltern über Veränderungen bei ihrer Tochter. Wenn es ihnen aber gelingt, Entwicklungsprozesse ein wenig stiller und unbeobachtet ablaufen zu lassen, dann können sich die mutlosen Mädchen eher aus ihrer Ambivalenz lösen.

Selbstbestrafung – ein sich selbst verstärkender Kreislauf

Es gibt viele Bereiche und Aufgaben, an denen die mutlosen Mädchen scheitern. Was manchmal von außen nicht sichtbar ist, kann in ihrem Inneren eine Katastrophe auslösen. Dann ist der Impuls zur Selbstbestrafung nicht weit. Bestrafungen entspringen dem alten menschlichen Motiv der Rache. Jemand muss für seine Tat büßen. Wenn sich eine Bestrafung gegen sich selbst richtet, dann ist es derselbe Impuls. Ein Mensch rächt sich an sich selbst für etwas, das er nicht hätte tun sollen. Er bestraft sich für seine Fehler. Das kann sich in einer einzelnen gezielten Aktion gegen sich selbst äußern. Selbstbestrafungen können aber auch von Dauer sein, indem man es sich zum Beispiel besonders schwer macht oder sich schöne Dinge versagt. Der zerstörerischen Fantasie sind keine Grenzen gesetzt. Mutlose Mädchen verbieten sich ständig etwas. Es darf nichts Schönes geben, keinen Spaß, keinen Erfolg, kein Leben.

Die Frage ist: Wofür sollten sich diese Mädchen bestrafen? Vor allem zwei Themen gibt es, für die die Mädchen sich hassen: zum einen für ihren Zustand der Mutlosigkeit und zum anderen für ihre Versuche, sich doch zu zeigen und zu verändern. Sie bestrafen sich für die Sorgen und die Mühen, die sie ihren Eltern machen, und sie schämen sich für jede noch so kleine Veränderung, weil diese wieder etwas von ihnen selbst sichtbar macht und verknüpft ist mit der Überzeugung, mit jeder kleinen Veränderung nicht zu genügen.

Eine einmal etablierte Selbstbestrafung kann schnell einen selbstverstärkenden Charakter entwickeln. Wir alle kennen aus der Kindheit die Schmerzlust, die entsteht, wenn man sich den Schorf am Knie vorzeitig entfernt. Diese Mischung aus Schmerz und Lust und Ansporn, den Schorf abzulösen, erklärt, warum Selbstbestrafungen sich selbst verstärken können. Die Mädchen entwickeln einen Masochismus, der durch die wiederkehrende Selbstbestrafung gefüttert wird. »Ich habe es nicht anders verdient. Die Strafe tut mir gut.« Das sind die Glaubenssätze, auf die die Mädchen sich unbewusst stützen.

Die Selbstbestrafung wird zum sich wiederholenden Muster und zur Lebensgrundlage. Wenn Befriedigung durch Strafen entsteht, ist es besonders schwer, in ein Leben mit positiven Verstärkern zurückzukehren. Im Kontakt mit den mutlosen Mädchen ist das nur schwer auszuhalten: Lob und Bestätigung sind in ihren Augen viel weniger wert als erneutes Scheitern und sich Abstrafen. Ein Kreislauf der verdrehten Welt hat sich etabliert.

Verdrehte Welten sind bei Kindern schnell tief in ihrer Seele verankert. Die kindliche oder jugendliche innere Realität ist dadurch gekennzeichnet, dass nur das Negative zählt. Ein Lob wird nicht geglaubt, im Gegenteil, in den Ohren der Mädchen klingt es wie eine krasse Fehlwahrnehmung. Irgendwann ist die Verdrehung so stark, als würden die Mädchen eine andere Sprache sprechen. Spätestens dann macht es keinen Sinn mehr, mit einem »Aber schau doch mal …« oder »Siehst du denn nicht …?« zu versuchen, die Mädchen überzeugen zu wollen.

Das Einzige, was dann helfen kann, ist die Anerkennung der verschiedenen Sprachen und der Versuch, sie zu übersetzen: »Es mag jetzt komisch klingen für dich, wenn ich dich lobe. Ich weiß, du hörst es wie etwas Höhnisches. Verletzendes. Lass uns versuchen, zwei Wörterbücher anzulegen: eines aus deiner Sprache und eines aus meiner.« Mit der Metapher des Wörterbuchs wird signalisiert und anerkannt, dass die seelische Realität der Mädchen keine Einbildung ist und gleichberechtigt neben der erwachsenen Sichtweise steht. Dann kann man im zweiten Schritt klarmachen, dass die Sprache der Selbstabwertung verdreht ist.

Den Lustgewinn durch die Selbstbestrafung hat man dadurch natürlich noch nicht aufgelöst. Das ist eine längere Aufgabe in einer Psychotherapie. Auch dort gibt es kein Zaubermittel, aber der stete Tropfen höhlt den Stein, heißt es. Wobei die Seele der mutlosen Mädchen zum Glück nicht aus Stein ist. Auch wenn es einem manchmal so vorkommt.

Ein mutloser Körper ist ein kraftloser Körper

Körper heißt Ausdehnung. Einen Körper zu haben, bedeutet, zu existieren und da zu sein. Unübersehbar. Unabhängig davon, ob der Körper klein oder groß, dick oder dünn ist. Der Körper ist der Beweis dafür, dass man in der Welt ist. Das aber ist genau der Zustand, den die mutlosen Mädchen nicht möchten. Sie haben ein ambivalentes, wenn nicht gar ein durchweg ablehnendes Verhältnis zu ihrem Körper.

Der Körper ist nicht nur das Zeichen einer feindseligen Welt, sondern er ist auch selber feindselig. Der Körper macht, was er will, und lässt sich nicht kontrollieren. Er hat zu viel Hunger und will überhaupt zu viel. Und er ist so hässlich. Davon sind die Mädchen jedenfalls überzeugt. Sie selbst haben nichts zu bieten. Und ihr Körper noch viel weniger.

Körper ist Seele, und Seele ist Körper. Jede Regung in die eine oder andere Richtung erzeugt emotionale Sensationen. Sensationen, die unmissverständlich klarmachen: Ich bin da. Ich gehöre zu dir. Und in die Welt. Wenn ein Mädchen mutlos ist, dann klingt dies wie eine Aufforderung. Eine unerfüllbare. Eine freche. Es wäre besser, es gäbe keinen Körper. Da man ihn nicht wegmachen kann außer mit dem Tod, kann man ihn nur eins: hassen.

Was passiert, wenn man seinen Körper hasst? Man hasst nicht nur die ganze Welt, sondern auch sich selbst. Dieser tiefe Hass befeuert die Mutlosigkeit intensiv. Wenn ich mich nicht auf mich und auf meinen Körper verlassen kann, bleibt: nichts.

Ein mutloser Körper ist ein kraftloser Körper. Einer, dem man den Stöpsel gezogen hat. Bis die Luft langsam, aber sicher entwichen ist. Ein Körper, der sich anfühlt wie ein Blatt Papier: flach, glatt, trocken. Das Gegenteil von weich oder zart. Der Körper wird zum Inbegriff des Scheiterns. Jeder Versuch dieses hässlichen dicken oder großen Körpers, sich in der Welt zu bewegen oder sich in die Welt zu begeben, ist zum Scheitern verurteilt. Dabei spielt es keine Rolle, wie der Körper wirklich aussieht. Die innere Wahrnehmung der Mädchen auf der Grundlage ihres schlechten Selbstwertgefühls und ihrer Kraftlosigkeit genügt, um die Beschreibung von dick und hässlich auszulösen.

Ein Abgleich mit der Realität hilft nicht. Wir dürfen nicht übersehen, dass es in der Begegnung mit den mutlosen Mädchen unterschiedliche Wahrheiten gibt: die der Mädchen und unsere. Den Körper zu thematisieren, ist schwierig. Schnell fühlen die Mädchen sich unverstanden oder denken, wir bagatellisieren und reden ein Problem klein. Es ist so widersprüchlich: Ein kraftloser Körper wird sperrig und fühlt sich zu groß an. »Am liebsten würde ich mit meinem Körper manchmal verschwinden. Oder unter einer Tarnkappe unsichtbar werden«, sagt Marga. Und ich sitze vor ihr und weiß nicht, wie ich ihre verschobene Wahrnehmung korrigieren soll. Mein wertschätzender, respektvoller Blick gehört zu den basalen Dingen, die wichtig sind und bleiben.

Verwahrlosung: Wenn mutlose Mädchen sich selbst aufgeben

Manchmal entsteht bei den mutlosen Mädchen in der Auseinandersetzung mit dem ungeliebten Körper eine Trotzreaktion. Wenn der »doofe Körper« so sperrig ist, dann kann man ihm auch getrost Schaden zufügen. Dann ist es egal, wie er aussieht und wie er sich entwickelt. Dann soll er doch verwahrlosen! Das ist für die Eltern mutloser Mädchen besonders schmerzlich. Waren die kleinen Mädchen noch unauffällig und wirkten ausreichend zufrieden mit sich und der Welt, so beginnen sie im Laufe der Zeit, sich selbst zu schaden. Es spielt für sie keine Rolle mehr, wie viel sie essen, wie sie aussehen und wie sie sich kleiden. Schließlich kann die gesamte Körperhygiene von dieser Verwahrlosung betroffen sein. Wie eine sich selbst erfüllende Prophezeiung nehmen sich die Mädchen zurück. Als wollten sie den Beweis dafür antreten, dass ihre abwertende Wahrnehmung von sich stimmt. Dann können alle sehen, wie unattraktiv sie sind. Sie versuchen mit aller Kraft, eine Wirklichkeit zu schaffen, die es ursprünglich nur innerseelisch gab.

Verwahrlosung ist eine schleichende Aufgabe seiner selbst. Ein autoaggressiver Prozess, der in seiner Intensität und Heftigkeit kaum aufzuhalten ist. Und kaum auszuhalten. Die verdrehte Welt der Mädchen spitzt sich immer mehr zu. Jetzt werden sie tatsächlich dicker und unansehnlich. Zum Glück gilt das nicht für alle mutlosen Mädchen. Bei denen, die sich verwahrlosen lassen, ist vorsichtige Entschlossenheit geboten. Vorsichtig deshalb, weil dieses Terrain wie eine Eisfläche ist, auf der man blitzschnell ausrutschen kann. Ausrutschen deshalb, weil die Mädchen so schnell den Beweis wittern, dass ihre negative Wahrnehmung von sich selbst stimmen könnte. Entschlossenheit ist wichtig, weil man nicht dabei zusehen darf, wie ein Kind sich selbst schadet.

Aus der Falle, dass niemand die negative Überzeugung der Mädchen von sich selbst bestätigen möchte, entkommt man nur, wenn man die Mädchen beständig darauf hinweist, dass sie uns in ihre verdrehte Wahrnehmung zwingen möchten. Im stationären Kontext gelingt es manchmal besser, sich auf dieses »Glatteis« zu wagen, weil Kinderkrankenschwestern leichter Tipps zu Körperpflege und zur Kleidung geben können, ohne dass die Mädchen gleich denken: »Alle finden mich schrecklich!«

Fatal ist, dass letztlich der »Erfolg« der Verwahrlosung, also die tatsächliche Zurückweisung durch die Umwelt, nicht aufzuhalten ist. Zwar gibt es keine Einbahnstraße in die Verwahrlosung. Sie ist nur eine Option. Eine Option, die nicht freiwillig gewählt wird. Wenn die unbewusste Wahl jedoch darauf fällt, sich noch weniger um sich zu kümmern, entsteht schnell ein sich selbst verstärkender Sog in die Selbstaufgabe.

Verwahrlosung kann sich letztlich nur dann in Selbstfürsorge wandeln, wenn die Mädchen eine Idee davon bekommen, wofür es sich lohnt. Solange es nur darum geht, sich an Regeln zu halten oder eine Norm zu erfüllen, wird man die Mädchen nicht erreichen. Wenn sie sich schon nicht für sich selbst Mühe geben möchten oder können, so kann es nur darum gehen, das für jemand anderen zu tun. Die Eltern kommen dafür nicht infrage, dafür sind die Mädchen schon zu alt. Und ein Liebesobjekt ist noch in weiter Ferne. Dennoch kann es jemanden geben, für den die Mädchen bereit sind, sich besser um sich selbst zu kümmern. Solche Menschen müssen die Mädchen allerdings selber entdecken. Sonst steigert sich die Verwahrlosung manchmal noch, und es kommt zu direkten Selbstverletzungen.

Selbstverletzung: Autoaggression hat Suchtpotenzial

Wenn es so weit kommt, dass sich mutlose Mädchen selbst verletzen, ist das für Eltern eines der schlimmsten Erlebnisse. Ein Kind oder eine Jugendliche überschreitet eigene körperliche Grenzen und verletzt die eigene Unversehrtheit. Das Gemeine daran: Schnell etabliert sich ein Kreislauf, dessen Ringe immer enger werden und der die Selbstverletzung weiter anfeuert.

Für einen gesunden Menschen ist es nur schwer nachzuvollziehen, warum Selbstverletzung süchtig macht. Das hat mit der Ausschüttung von Endorphinen zu tun. Endorphine sind bei Verletzungen sehr nützlich und tragen dafür Sorge, dass der Schmerz abgemildert wird. Sich selbst verletzende Mädchen berichten, dass sie nach kurzer Zeit fortgesetzter Selbstverletzung keinen Schmerz mehr verspüren. Darüber hinaus beschreiben sie, wie entlastend es ist, wenn sie sehen, wie das Blut fließt. Sie empfinden es wie einen mechanischen Abfluss der Anspannung und der Probleme.

Selbstverletzung birgt einen besonderen Thrill. Das Unerhörte, die Maßlosigkeit und das Verwerfliche verbinden sich in der Selbstverletzung zu einem Triumph – einem Triumph über das Leben. Zugleich verlassen die Mädchen auf diese Weise übliche Grenzen und Konventionen. Irgendwann spüren sie Lebendigkeit nur noch in den Momenten der Selbstverletzung. Sie sind süchtig danach und tragen ihre Narben manchmal wie Trophäen durch die Welt. Maximale Aufmerksamkeit ist ihnen dadurch gewiss. Die Selbstverletzung stemmt sich gegen die Mutlosigkeit und täuscht eine Kraft und eine Lebendigkeit vor, die masochistisch in ihr Gegenteil verkehrt sind.

Selbstmordgefährdung: Wenn sich der Teufelskreis zuspitzt

Selbstverletzung muss nicht zwangsläufig mit Selbstmordgefährdung einhergehen. Die Mutlosigkeit der Mädchen kann sich jedoch so dauerhaft manifestieren und steigern, dass manche Mädchen irgendwann ihre Lebenslust vollständig verlieren. Sie werden lebensmüde. Eine schon vorher bestehende Selbstverletzungstendenz kann sich dann auf ungute Art mit der Lebensmüdigkeit verbinden.

Akute Selbstmordgefährdung ist immer eine Indikation für eine Einweisung in eine Klinik für Kinder- und Jugendpsychiatrie – zur Not auch gegen den Willen des Mädchens. Latente Suizidalität wird im Rahmen ambulanter Psychotherapie ein beständiges Thema sein müssen. Es gehört zur psychotherapeutischen Routine, diesen Aspekt immer im Auge zu haben, ohne jedoch vorschnell zu handeln.

Mit dem inneren Eintritt in die Dimensionen der Selbstmordgefährdung betreten die mutlosen Mädchen eine Bühne, auf der es um existenzielle Themen geht. Diese Themen nicht ernst zu nehmen, wäre fatal. Spätestens jetzt wird deutlich, wie krank die Mädchen sind.

Durch die Suizidalität und die damit verbundenen institutionellen Versorgungsstrukturen kann sich der bösartige Kreislauf aus schlechtem Selbstwertgefühl, Herabgestimmtheit oder Depression und Lebensmüdigkeit noch verstärken. Die Rückschritte in der Entwicklung (Regression) werden durch die geschlossenen Bedingungen auf den Akutstationen oft ungewollt gefördert. Fällt die Tür hinter den Mädchen ins Schloss und ein Familienrichter genehmigt die Unterbringung auch gegen den Willen des Mädchens, so ist das wie die Aufforderung, (noch) weniger Verantwortung für sich zu übernehmen. Das ist ein Grund, weshalb viele Akutstationen heutzutage nur kurz behandeln und latent suizidale Mädchen wieder in das ambulante Setting entlassen.

Chronische Suizidalität ist für alle Beteiligten sehr anstrengend und bedrohlich. Therapeutisch wird man immer wieder die Entscheidung zwischen kontrollierenden Nachfragen und zumutender und zutrauender psychotherapeutischer Arbeit treffen müssen. Auf dieses Phänomen kann man nur damit reagieren, die Psychotherapie fortzusetzen.

Mit der Zeit und mit der Erfahrung wird das Aushalten und der Umgang mit diesen Situationen leichter, was allerdings nur ein milder Trost ist. Die mutlosen Mädchen sind in solchen Zuständen sehr krank. Und Kranksein gehört bei manchen Mädchen zum Selbstbild dazu.

Kranksein als guter Begleiter

Ob und ab wann die mutlosen Mädchen krank sind, ist eine eigene Diskussion, die noch geführt werden muss. Unabhängig davon taucht die Frage einer Krankheit oft im Kontext des Schulbesuchs auf. Die Mädchen sind mit dem Schulbesuch überfordert und möchten krankgeschrieben werden. Da der Schulbesuch ein wichtiges therapeutisches Ziel ist, entsteht ein Dilemma.

Nicht selten schreiben Kinderärzte die Jugendlichen wohlmeinend krank und unterschätzen dabei, wie sehr sie die Dynamik der Mädchen damit unterstützen. Eine Krankschreibung befördert die Mutlosigkeit und verringert die Notwendigkeit, sich der Schule zu stellen. Man muss an dieser Stelle allerdings sehr aufpassen, dass man durch die Aufrechterhaltung des Drucks, zur Schule gehen zu müssen, die Symptomatik der Mädchen nicht noch befördert.

Etwas anderes ist es, wenn die mutlosen Mädchen sich tatsächlich krank fühlen. Ausgeprägte Kraft- und Energielosigkeit können ähnliche Symptome wie eine körperliche Erkrankung hervorrufen. Dann stimmen das Gefühl und die Wahrnehmung der Mädchen.

Gleichzeitig kann der sekundäre Krankheitsgewinn so groß werden, dass die Mädchen nie wieder auf diese Vorteile verzichten möchten. Von einem »sekundären Krankheitsgewinn« sprechen wir, wenn ein Mensch – über den Nutzen durch seine eigentliche Krankheit hinaus – von seinem Zustand profitiert, sodass er ungern wieder gesund wird. Die Zuwendung der Umwelt und die besondere Rücksichtnahme – all das kann so angenehm sein, dass man diese Vorteile nicht mehr missen möchte. Das gilt für psychische Symptome oder psychiatrische Erkrankungen gleichermaßen.

Kranksein kann dann zu einem guten Begleiter werden. Gar nicht, weil die Mädchen sich drücken wollen, sondern weil durch diesen Status eine Identität entsteht. Die Mädchen würden sich entblößt fühlen, wenn sie plötzlich ohne ihr Kranksein dastehen würden.

Wir tragen eine besondere Verantwortung dafür, ob wir aus Kranksein eine Krankheit machen. Kranksein und Krankheit zu differenzieren, mag nach Haarspalterei klingen. Und dennoch sind es zwei verschiedene Dinge. Kranksein ist ein Zustand, der subjektiv bestimmt wird. Krankheit ist eine medizinische Zuschreibung. Auf keinen Fall möchte ich den mutlosen Mädchen absprechen, dass sie sich krank fühlen oder dass sie krank sind. Manchmal kann medizinisches Labeln hilfreich sein. Manchmal führt es aber zu Fixierungen. Die große Schwere der mutlosen Mädchen und die Schwierigkeit, sich zu bewegen und den Stillstand zu beenden, werden durch eine Krankheitszuschreibung eher vergrößert. Krank zu sein verwehrt es ihnen dagegen nicht, sich zu entwickeln und zu verändern.

Die subjektive Krankheitswahrnehmung der mutlosen Mädchen ist von großer Bedeutung. Individuelle Krankheitskonzepte können förderlich und angemessen sein, sie können therapeutische Prozesse in ihrer Dysfunktionalität aber auch sehr behindern. Vor allem dann, wenn sie nicht Gegenstand der Gespräche sind. Ist eine Patientin beispielsweise davon überzeugt, dass ihr Zustand nur eine gerechte Strafe für sie ist, dann kann man trefflich an dieser inneren Hypothese vorbeibehandeln. Ein anderes Mädchen kann insgeheim davon überzeugt sein, dass eine seltene körperliche Erkrankung nicht gefunden wird und sich deshalb an seinem Zustand nichts bessern kann. Gleichzeitig spricht es nicht darüber, weil es ahnt, dass seine Psychotherapeutin oder sein Psychotherapeut nichts von der Hypothese hält. Die aktive Berücksichtigung solcher körpernahen Hypothesen spielt in der Therapie eine wichtige Rolle.

Mutlose Mädchen – eine neue Krankheit?

Ob es sich bei den mutlosen Mädchen tatsächlich um eine neue Krankheit handelt, ist eine schwierige Diskussion. Zum einen haben wir die Verpflichtung, nichts zu übersehen. Zum anderen dürfen wir nichts dramatisieren oder in die Kinder hineinreden. Nicht zuletzt haben wir auch die Verantwortung, nicht populistisch zu sein.

Verantwortungsvolle Medizin ist einer beständigen Entwicklung verpflichtet. Dies bezieht sich nicht nur auf die Entwicklung neuer Behandlungsstrategien. Auch neue Symptome oder Krankheiten haben im Sinne der Kinder unsere Aufmerksamkeit verdient.

In den letzten zehn Jahren hat sich die Aufmerksamkeit in der Kinder- und Jugendpsychiatrie unter anderem mehr und mehr auf die Dimensionen der Affektregulation, also der Steuerung von Gefühlen, verschoben. In den etablierten psychopathologischen Manualen der Psychiatrie und Kinder- und Jugendpsychiatrie wurde bislang eher mit starren Dimensionen wie Wahn, Sinnestäuschungen oder auch Störungen der Affektivität gearbeitet. Unter Affektstörungen wiederum wurden Dimensionen wie »ratlos«, »depressiv« oder auch »affektarm« erfasst. Die Steuerung dieser Dimensionen beziehungsweise die Steuerung von Gefühlen überhaupt kam nur bedingt vor. Folgerichtig ist die neue Diagnose der »affektiven Dysregulation« entstanden, mit der Kinder und Jugendliche beschrieben werden, die insbesondere Gefühle der Frustration und Aggressivität nicht regulieren können.

Mutlose Mädchen können ihre Gefühle insofern nicht steuern, als sie alles herunterregulieren. In den üblichen Dimensionen würde man sie also eher als »affektarm« oder auch »affektstarr« beschreiben. Auch die Kategorie der Ratlosigkeit trifft sicherlich auf sie zu. Und dennoch wird diese Beschreibung den mutlosen Mädchen nicht gerecht. Sie können ihre inneren Zustände schnell wechseln, wenn sie sich beispielsweise in sicheren Situationen befinden und »auftauen«. Dann sind sie unauffällig und wirken unbeeinträchtigt. Sobald aber die Realität von Lebensbewältigung im Außen auf sie zukommt, regulieren sie sich reflexhaft auf null herunter und steuern ihre Gefühle so, als gäbe es keine.

Dieser Wechsel spricht gegen eine grundsätzliche Affektarmut oder -starre. Es handelt sich eher um eine affektive Dysregulation, die sich nicht um die offensiv-aggressiven Gefühle und die Steuerung von Impulsdurchbrüchen dreht, sondern um eine Dysregulation im Sinne einer Übersteuerung. Affekte der Angst und Unsicherheit sind so unerträglich, dass alle auslösenden Situationen gemieden und die dazugehörigen Gefühle innerseelisch ausgelöscht werden müssen, damit die Gefühle nicht mehr spürbar sind.

Dieser Befund passt zu dem schon beschriebenen Hinweis auf eine mögliche psychische Hypersensitivität der Mädchen. Auch hypersensitive Kinder kommen schneller an ihre Grenzen der Gefühlssteuerung als andere Kinder.

Unterm Strich passen die mutlosen Mädchen nicht so recht in die gängigen diagnostischen Schemata. Wie schon erwähnt, genügen sie einigen Kriterien depressiver Störungen, aber der komplette Zustand wird dadurch nicht abgebildet. Und die neue Diagnose der affektiven Dysregulation bezieht sich auf untersteuerte Kinder, die ihre Gefühle – im Gegensatz zu den mutlosen Mädchen – nicht zurückhalten können. Man könnte deshalb diskutieren, ob es nicht auch eine diagnostische Kategorie der Übersteuerung geben müsste. Damit würden auch andere denkbare Zustände einer Übersteuerung miterfasst, und die mutlosen Mädchen würden aus dem Bereich der bloßen Depression herauskommen. Auch therapeutisch könnte man anders vorgehen, wenn statt einer Depressivität und Antriebslosigkeit die Übersteuerung der Affekte im Fokus der Behandlung stehen würde.

Zum jetzigen Zeitpunkt wäre es noch verfrüht, eine neue diagnostische Kategorie zu fordern. Und erst nach einem erheblichen wissenschaftlichen Aufwand wird man sagen können, ob so eine neue Dimension valide ist. Immerhin soll der Versuch, eine vertiefte Diskussion und weiterführende Forschung anzustoßen, nicht unerwähnt bleiben.

Eine kurze Zusammenfassung des Befunds

Es gibt eine kleine klinisch bedeutsame Zahl von Mädchen, die in ihrer Entwicklung stecken bleiben. In einem schleichenden Prozess ziehen sie sich konsequent mehr und mehr zurück. Vordergründig wirken diese Mädchen depressiv. Bei genauer Exploration wird jedoch deutlich, dass sie nicht durchgängig herabgestimmt sind. Ihre Freudlosigkeit bezieht sich nicht auf ihr ganzes Leben, obwohl sie antriebslos wirken.

Die Eltern werden im Laufe der Zeit immer verzweifelter. Wir Therapeuten häufig auch. Nichts hilft. Die Mädchen fühlen sich durch nichts in der Welt gelockt. Der Schulbesuch wird zur Qual, manchmal schon jedes Vor-die-Tür-Treten, jedes Aus-dem-Bett-Kommen, jede Bewegung.

Die innere Welt der Mädchen ist von Angst und Unsicherheit bestimmt. Sie sind unfrei und voller Misstrauen gegenüber einer Welt, die eigentlich nichts Schlimmes beinhaltet. Und dennoch ist es für die Mädchen schlimm. Schlimm ist, dass alles im Außen, jedes Angebot zur Veränderung in den Mädchen Angst auslöst. Es fehlt ihnen an Mut. Sie nehmen die Welt als gefährlich wahr, ohne dass sie allerdings genau beschreiben könnten, was gefährlich sein könnte. Außerdem erklären sie die Welt für uninteressant. In diese Welt möchten sie nicht gehen.

Möglicherweise müssen wir die mutlosen Mädchen eher unter dem Blickwinkel einer psychischen Hypersensitivität und einer dramatischen Übersteuerung anschauen. So führt die Überempfindlichkeit dazu, dass alles Neue zur Gefahr wird. Einerseits ist das Leben nur im Rückzug erträglich. Andererseits gibt es immer wieder Bereiche, in denen die mutlosen Mädchen unbelastet erscheinen. Diese Bereiche sind fast immer frei von Anforderungen. Und deshalb ist es so schwer, ihr Verhalten nicht als Verweigerung zu deuten.

Kennzeichen des Kontakts zu den mutlosen Mädchen ist ein beständiges Schwanken zwischen ohnmächtigem Mitgefühl angesichts der Überforderung auf der einen Seite und Zweifel, Ärger und Ungeduld auf der anderen Seite.

In diesem Kapitel sind die vielen Facetten des Seelenlebens der mutlosen Mädchen deutlich geworden. Um das Phänomen der mutlosen Mädchen besser verstehen zu können, müssen wir uns noch intensiver mit den persönlichen biografischen Dimensionen der Mädchen auseinandersetzen. Dabei müssen wir auch die Familie und die gesellschaftlichen Bedingungen näher beleuchten. Vordergründig sieht es so aus, als wollten die mutlosen Mädchen einen Generationenbruch herbeiführen.

5 BIOGRAFISCHE NACHFORSCHUNGEN

Den mutlosen Mädchen stehen ihre Mütter gegenüber, die verzweifelt und ratlos mit uns Therapeuten auf ihre Töchter schauen. Mütter, die gute Vorbilder sind oder sein könnten. Frauen, die bislang alle Anforderungen in ihrem Leben gut bewältigt haben. Sie gehen ihrem Beruf nach und versorgen die Familie mütterlich. Sie zeigen ihren Töchtern auf eine gute Art, wie sie ihr Leben leben könnten.

Doch die Mädchen ziehen nicht mit. Ohne lauten Protest und ohne Absicht brechen sie mit dem normalen Weg der Generationen. Das soll nicht heißen, dass Kinder das tun sollten, was ihre Eltern ihnen vorleben oder sich von ihnen wünschen. Nur zu oft haben nachfolgende Generationen gezeigt, dass sich ihr Weg von dem der Eltern abgrenzt. Abgrenzen muss. Aktuell ist Fridays for Future ein Protest, der Identität schafft und sinnvoll ist. Darüber hinaus adressiert die Initiative aus Schülern und Studenten ein gesellschaftliches Thema, das uns alle angeht. Damit übernimmt diese Generation Verantwortung für uns alle. Die mutlosen Mädchen sind dadurch gekennzeichnet, dass genau das für sie nicht geht. Nichts geht. Kein eigener Weg und auch keiner entlang des Lebensentwurfs ihrer Mütter.

Gibt es einen Generationenbruch?

Wenn sich dahinter ein Generationenbruch verbirgt, steckt eine enorme Sprengkraft darin. Eine Sprengkraft der individuellen Mutter-Tochter-Beziehung. Aber auch die totale Aufkündigung von Entwicklung und Weiterleben. Generationenbrüche haben normalerweise die Kraft für Neues, für andere Wege. Dann ist es unsere elterliche Aufgabe, sich damit anzufreunden und die Impulse eines anderen Wegs zu respektieren. Wir wissen, dass wir alle einmal ähnliche Impulse hatten. Und daraus ist nichts Schlechtes entstanden. Wir alle sind ungebrochen von der Hoffnung getragen, dass wir einen kleinen Beitrag für eine bessere Welt leisten könnten. Aber Mutlosigkeit? Keine Entwicklung? Stillstand?

Dieser Bruch ist neu und wirft viele Fragen auf. Wenn es noch nicht einmal ein Gegenbild zu unserer erwachsenen Welt gibt, was bedeutet das dann? Obdachlosigkeit und kompletter Stillstand? Langsames emotionales Siechtum? Diese grauenvolle und kaum auszuhaltende Perspektive bricht nicht nur mit uns, nein, sie hat eine zerstörerische Kraft ungeheuren Ausmaßes. Das aber ist genau das, was Eltern so unendlich und nachvollziehbar ängstigt: Mein Kind kommt nicht ins Leben. Kein Schulabschluss, keine Ausbildung, keine sozialen Kontakte. Keine Perspektive für das Leben. Das ist kein Gegenentwurf zur vorherigen Generation, das ist eine existenzielle Aufkündigung.

Spricht man mit den Mädchen, so wird deutlich, dass das gar nicht ihre Absicht ist. Es gibt keine rebellische Struktur in ihnen. Keinen Widerstand. Sie versinken mehr oder weniger schnell in einer unfassbaren Aussichtslosigkeit, die – man kann das nicht oft genug wiederholen – nicht durch eine depressive Entwicklung zu erklären ist. Vor allem lässt sie sich nicht wie eine Depression behandeln. Die Mädchen sind nicht im bewussten oder vordergründigen Widerstand, sie haben mit bestimmten Erschwernissen des Lebens zu kämpfen. Aber diese Hindernisse sind nicht so groß, dass sie die Mutlosigkeit der Mädchen erklären könnten. Beides steht nicht in einem angemessenen Verhältnis zueinander. Protest wäre nachvollziehbar, Lähmung dagegen nicht.

Zu einem Generationenbruch gehören immer zwei. Eine Generation, die zum Beispiel rigide und wenig einfühlsam die nachfolgende Generation übersieht und ihr vorgegebene Wege aufzwingen möchte, wie wir es aus patriarchalischen Strukturen kennen. Diese Rigidität ist noch vorhanden und feiert gerade – männlich dominiert – in repressiven reaktionären Strömungen eine Renaissance.

Die Mütter der mutlosen Mädchen sind aber genau das nicht. Sie sind aufgeklärte Frauen, die mit viel Engagement ihren neuen Platz in dieser Gesellschaft gesucht und gefunden haben. Sie stehen für die Verbindung von Mutterschaft und Karriere und schaffen es, beides unter einen Hut zu bekommen. Sie sind erfolgreich, aber auch angestrengt, weil sie ihre Position nach wie vor gegenüber den Männern verteidigen müssen. Männern, die eine Emanzipation ihrer Frauen nicht verhindern wollen, allerdings auch nur wenig eigene Zugeständnisse machen. Sie fürchten sich deutlich mehr vor Psychotherapie und entsprechen dem Stereotyp der männlichen Angst vor Gefühlen. Gleichzeitig wünschen sie sich das Beste für ihre Töchter.

Der Generationenbruch durch die mutlosen Mädchen beschäftigt Mütter und Väter gleichermaßen, und oft ist die Verzweiflung so groß, dass jede Hilfe in Anspruch genommen wird. Das geschieht manchmal so spät, dass bereits Chronifizierungsprozesse eingeleitet sind. Wer wollte diese schleichende Entwicklung in die Mutlosigkeit auch vorhersehen?

Als Therapeut und Vertreter der älteren Generation stehe ich vor dieser Entwicklung und fühle mich umgetrieben und ratlos. Die

Mädchen weisen mich zwar nicht zurück, aber hilfreich lassen sie mich auch kaum sein. Manchmal habe ich den Eindruck, als würden sie mein Bemühen genießen, was die Aussichtslosigkeit nur noch erhöht. Dann entsteht die Gefahr, dass wir beide in dieser Dynamik gefangen bleiben. Auch die Beziehungen zur eigenen Generation, also zum Beispiel zu Schulkameraden und Freunden, helfen nicht weiter.

Entsteht aus diesen Mädchen eine isolierte Gruppe einer Generation, die uns zeigt, dass unser Weg schlicht nicht richtig ist? Oder scheren sie aus, weil wir etwas übersehen haben? Ist ihr Generationenbruch wirklich ein Brechen? Oder lediglich ein konsequenter Ausdruck der Lähmung? Tauchen wir tiefer in die Biografie und in die Familiengeschichte der mutlosen Mädchen ein, um die Zusammenhänge besser begreifen zu können.

Was macht (kleine) Mädchen mutlos?

Es gibt keinen stringenten roten Faden aus der frühen Kindheit der mutlosen Mädchen in ihren Zustand der Mutlosigkeit. Im Gegenteil, oft beschreiben die Eltern ihre Töchter als fröhliche, unauffällige Kinder. Wir haben in den letzten Jahren vermehrt gelernt, dass die menschliche Entwicklung viel weniger linear verläuft, als wir das denken – und hoffen. Im Leben eines Menschen kann es plötzliche Brüche und Entwicklungen geben, die nicht vorhersehbar sind. Das macht Prognosen ausgehend von der frühkindlichen Entwicklung auf das Jugendalter und darüber hinaus kompliziert und ungenau. Neben solchen Brüchen gibt es auch Entwicklungen, die vordergründig unauffällig erscheinen, in der Tiefe aber schon auf Schwierigkeiten verweisen. Die mutlosen Mädchen sind Expertinnen darin, als kleine Kinder völlig unauffällig zu erscheinen, indem sie sich anpassen und anstrengen.

In den Lebensgeschichten der Mädchen finden sich übereinstimmend zwei Hinweise darauf, was zu der Mutlosigkeit führen könnte: Zum einen berichten Eltern häufig, dass ihre Töchter immer schon tendenziell schüchtern-ängstlich waren. Zum anderen erzählen die Mädchen, dass sie sich schon immer in der Schule unwohl gefühlt haben. Besonders der zweite Punkt sollte uns aufhorchen lassen. Zu oft haben wir die Tendenz, das soziale Auskommen unserer Kinder falsch positiv einzuschätzen. Die Haltung »Ich reagiere, wenn mein Kind mich fragt oder sich mit Sorgen an mich wendet« unterschätzt das große Bedürfnis der Kinder, uns nicht zur Last fallen zu wollen.

Kinder halten immer das für normal, was um sie herum geschieht. Die Fähigkeit, ihr inneres Erleben von der äußeren Wirklichkeit zu unterscheiden und einzuordnen, entwickelt sich oft erst mit dem Eintritt in die Pubertät. Kinder wollen uns nicht nur nicht zur Last fallen, sie haben auch ein feines Gespür für Fragen oder Themen, die wir Erwachsenen nicht so gerne haben oder in denen wir uns unsicher fühlen. »Du kannst mich immer alles fragen« ist eine Aufforderung, die natürlich so gemeint ist. Oft läuft sie aber ins Leere. Es ist unsere Aufgabe als Erwachsene, aktiv auf die Kinder zuzugehen und unsererseits zu fragen.

Gerade kleinere Kinder antworten auf die Frage, ob es ihnen im Kindergarten oder in der Schule gefällt, allerdings fast immer mit »ja«. Wenn man das auswerten würde, dann hieße das, dass fast alle Kinder im Kindergarten oder in der Schule zufrieden sind. Wie kommen wir eigentlich darauf, dass das stimmt? Wir wissen doch um die Missstände in den pädagogischen Einrichtungen. Es ist sehr unwahrscheinlich, dass es fast allen Kindern in Kitas und Schulen gut geht.

Wenn es stimmt, dass viele mutlose Mädchen eine schüchtern-ängstliche Disposition haben, dann ist anzunehmen, dass sie sich nicht an ihre Eltern gewandt haben. Überangepasste »fröhliche« Mädchen möchten keinen Aufwand erzeugen. Kleine unsichere Mädchen sind innerseelisch davon überzeugt, dass sie kein Anrecht darauf haben, gehört zu werden. Oder einen angemessenen Platz in der Welt zu haben. Zumal sie selber gar nicht wissen, was angemessen ist. Jede Frage, jede Unmutsäußerung an die Eltern wäre eine Ausbreitung in die Welt, die ihnen nicht zusteht. Dann sind sie lieber davon überzeugt, dass alles, was ihnen komisch vorkommt oder nicht gefällt, richtig sein muss. Sie halten es für angemessen, sich selbst hintanzustellen und sich anzupassen. Deshalb erzählen sie nichts, fragen nichts und geben sich fröhlich.

Sie beobachten angestrengt ihre Mütter, denen sie es besonders recht machen möchten. Mütter, die ihrerseits alles richtig machen möchten, um ihren kleinen Töchtern gerecht zu werden. Diesen Anspruch leben sie ihren Töchtern vor und ahnen nicht, in welchen Kreislauf beide damit eintreten.

Sind Mütter keine Vorbilder mehr?

Mütter tun alles. Sie sind diejenigen, die den gesellschaftlichen Wandel seit der Nachkriegszeit am intensivsten getragen haben. So selbstverständlich Frauen arbeiten, so selbstverständlich schultern sie das häusliche und familiäre Leben. Natürlich werden diese Prozesse zwischen Müttern und Vätern partnerschaftlich entschieden. Natürlich würden an dieser Stelle viele junge Väter protestieren. Und dennoch: Die Hauptlast tragen nach wie vor die Mütter.

Mit dem Begriff »Hauptlast« beginnt ein Teil des Problems. Familiäres Management ist eine Last. Die Freude über die Geburt eines Kindes weicht schnell der Schlaflosigkeit und der Diskussion darüber, wer für den Arbeitstag mehr Anrecht auf eine möglichst erholsame Nacht hat. Die Last entsteht dadurch, dass Kinder nicht nebenherlaufen. Kinder sind zur Lebensaufgabe geworden. Mütter engagieren sich, lesen Ratgeber, wollen sich alles vorwerfen, nur nicht, dass sie keine guten Mütter sind.

Mütter stemmen mehr. Das liegt zum Teil daran, dass die biologischen Grundlagen es nicht anders zulassen. Aber Stillen muss nicht automatisch Wickeln, Füttern und Versorgen heißen. Biologische Grundlagen zu benennen, birgt heute das Risiko, sofort einer konservativen, wenn nicht reaktionären Position zugeordnet zu werden. Die Gleichberechtigung, so unser Credo, gilt in alle Richtungen. Es gilt aber auch: Vaterschaft beginnt mit einer Beziehung, Mutterschaft schon neun Monate früher. Viele Untersuchungen zur vorgeburtlichen Entwicklung zeigen, dass sich die Beziehung zwischen Mutter und Kind naturgemäß von der zum Vater unterscheidet. Auf diese Erkenntnisse hinzuweisen, stößt häufig auf Widerspruch. Dabei ist es ein einzigartiges Phänomen: Ein Kind wächst im Bauch eines Menschen. Einer Frau. Einer werdenden Mutter. Es entwickelt sich vom Zellhaufen zu einem hochdifferenzierten Lebewesen. Die Abhängigkeit und das Ausgeliefertsein prägen die frühe Beziehung zwischen Mutter und Kind, die weiterhin einzigartig bleibt.

Es ist so merkwürdig widersinnig: In jeder Psychotherapie – unabhängig davon, ob es sich um Kinder oder Erwachsene handelt – versuchen wir, uns ein Bild der frühen Beziehungsstruktur eines Menschen zu machen. Gesellschaftlich wird diese Phase negiert. Es darf nicht wahr sein, dass die frühe Mutter-Kind-Beziehung eine besondere Rolle in der Entwicklung eines Menschen spielt. Die Anerkennung der Unterschiede zwischen Müttern und Vätern birgt das Risiko, Gleichberechtigung oder – besser gesagt – die Gleichheit infrage zu stellen.

Damit wird alles auf den Kopf gestellt: Erst die Akzeptanz des Unterschieds ermöglicht Anerkennung, Respekt und Wertschätzung. So aber leben alle Mütter weiterhin mit dem berechtigten Gefühl, nicht ausreichend wahrgenommen zu werden. Mütter müssen täglich mehreren Aufgaben nachgehen: der Versorgung der Kinder, ihrem Beruf, dem Haushalt und später auch der Nachhilfe, der schulischen Versorgung und dem Mama-Shuttle.

Mutterschaft hat in unserer Gesellschaft keinen großen Stellenwert. Der Begriff ist immer noch durch den nationalsozialistischen Umgang damit belegt, nämlich den Versuch, eine deutsche Kultur in Abwertung und Vernichtung anderer Kulturen durchzusetzen. Durch unsere Angst davor, mit diesen Strömungen auf eine Stufe gestellt zu werden, nur weil wir den Begriff »Mutterschaft« verwenden, der historisch eine andere Bedeutung hatte, setzen wir uns dem Verdacht nach wie vor nicht aufgearbeiteter rassistischer und nationalistischer Tendenzen aus. Was ist an dem Begriff und der Dimension von Mutterschaft eigentlich so schlimm? Warum trauen wir uns nicht, Mutterschaft mit neuem Leben zu füllen?

Familiäre Beziehungen bleiben die wichtigsten und einflussreichsten Dimensionen unseres Aufwachsens und Lebens. Mutterschaft ist dabei zentral. Erst in der beständigen Abwertung der Mütter wird die alte Kultur der Hierarchie zwischen Müttern und Vätern, Frauen und Männern deutlich und subtil weiter belebt. Auf dem Dach ist die Flagge der Gleichberechtigung schon lange gehisst – im Inneren bleiben die Mütter auf sich gestellt.

Zugegeben: Das ist etwas zugespitzt und holzschnittartig. Die unzähligen und täglichen Hinweise in den Medien auf die schlechtere Bezahlung von Frauen und ihr Fehlen in den Führungsetagen und Universitäten deckt sich mit der Erfahrung, dass deutlich weniger Väter bei den Erstvorstellungen ihrer Kinder in Kliniken und Praxen dabei sind. Die Last ist immer noch nicht gleich verteilt.

In der täglichen Arbeit mit den Müttern tritt die alte Aufteilung zwischen Arbeit und Familie unverändert zutage. Mütter geben alles. Mütter sind erschöpft. Mütter haben Schuldgefühle. Erst recht, wenn die Kinder psychisch krank geworden sind. Oder stecken bleiben, wie die mutlosen Mädchen.

Für die Mütter geschieht etwas Dramatisches: Sie haben immer ihr Bestes getan und die verschiedenen Anforderungen des Lebens erfüllt. Jetzt sind sie mit einer Tochter konfrontiert, die mit großer Vehemenz deutlich macht, dass ihre Mutter kein Vorbild für sie ist. Das ist etwas, das die Mädchen sehr deutlich ausdrücken: Sie bewundern ihre Mütter nicht. Die Perfektion, mit der ihre Mütter alles bewältigen, ist erdrückend.

Ein großer Wandel unserer Gesellschaft geht von den Müttern aus. Und die sollen jetzt für bestimmte Mädchen kein Vorbild sein? Die mutlosen Mädchen sind genau wie alle anderen Jugendlichen auf der Suche nach einer Identität. Einer Identität, die hilft, sich abzugrenzen und sich zu finden. Wenn die mütterlichen Fußstapfen perfekt sind, gibt es keine Alternative. Die meisten Mädchen nehmen diese Schuhe auch an. Schlüpfen hinein und gehen damit ihren Weg. Ein Weg, der nicht dadurch weniger wert ist, dass er von der Mutter in ähnlicher Weise schon einmal beschritten wurde. Speziell für die mutlosen Mädchen sind die Schuhe gefühlt zu groß. Sie haben Angst, sich zu verlieren. Sie fürchten ein Scheitern. Unter den Augen der bewundernswerten Mutter zu scheitern, ist für sie nicht auszuhalten.

So entsteht eine mehrfach determinierte zerstörerische Kraft. Die Mädchen entwerten unbewusst ihre Mütter mit allen emanzipatorischen Errungenschaften, für die sie stehen. Und sie entwerten sich selbst. Wenn durch diesen Protest und diese Ablehnung bloß etwas Eigenes entstehen könnte! Aufbegehrende Töchter haben in der Geschichte immer wieder dafür gesorgt, dass neue Entwicklungen angestoßen und Revolutionen möglich wurden. Das Aufbegehren der mutlosen Mädchen ist gegen sich selbst gerichtet und gegen alle Modelle einer für sie konstruktiven Entwicklung. Und damit auch gegen die engagierten erfolgreichen Mütter.

In der gemeinsamen Verzweiflung von Tochter und Mutter wird deutlich, dass der Strudel der Perspektivlosigkeit beide gleichermaßen erreicht und in die Tiefe zieht. Daraus entsteht ein Mutter-Tochter-Dialog, der besonders ist. Besonders, weil sich durch ein besseres Verständnis dieses Dialogs automatisch Veränderungen einstellen können.

Mütter und Töchter im Dialog

Wir haben schon verstanden, dass der Mutter-Tochter-Dialog grundsätzlich komplex ist. Das gilt erst recht für die Kommunikation zwischen Müttern und ihren mutlosen Töchtern. Selten ist mir die Verzweiflung über eine Dynamik so nah gekommen. Die Mütter haben nichts falsch gemacht. Außer: vieles besonders richtig. Die Mädchen haben nichts falsch gemacht. Außer: Sie wollten besonders gemocht werden. Und auch alles richtig machen. Damit beginnt ein Drama.

Das Drama ist der weibliche Ödipus. Die Tochter möchte der Mutter ganz nah sein, und sie erkennt im Moment der Nähe, dass es nicht geht. Wie durch ein Naturgesetz wird sie in ihre Rolle als Tochter zurückgeschleudert. Die Mutter spürt den gemeinsamen

Schmerz und kann doch nichts gegen die Zurückweisung und die Einsamkeit ihrer Tochter tun.

»Du musst deinen eigenen Weg gehen«, ist der Satz der Mutter. »Du zeigst mir den falschen«, antwortet die Tochter. Dann gibt es keinen Weg. »Folge mir doch ruhig«, entgegnet die Mutter. »Auf keinen Fall! Dein Weg ist nicht der richtige für mich.«

Die Entschlossenheit der Töchter – und das ist das eigentliche Drama – führt jetzt nicht zu einem eigenen Weg. Ihre Entschlossenheit zum Nein souffliert kein anderes Wort, kein anderes Ziel. Die Mädchen werden mutlos. Die Mädchen brechen den Dialog ab, verursachen Schuldgefühle bei ihren Müttern und lassen sie stehen.

Das sind diese Mütter nicht gewohnt. Mütter, die sich aufgemacht haben, um vieles anders zu machen. Sie wollten Haushalt, Familie und Beruf auf besondere Weise verbinden. Das ist ihnen auch gelungen. Doch genau darin liegt die Falle: Dieses Lebensmodell ist für die Töchter nicht attraktiv. So entsteht ein Dialog, der durch viele Versuche und Vorschläge seitens der Mutter gekennzeichnet ist. Ein Dialog, bei dem sich die Töchter zunehmend verschließen.

Die Mädchen leben ihre natürliche Rivalität unnatürlich durch ihren Rückzug. Er geht subjektiv mit einem Ohnmachtsgefühl einher, ist aber im Mutter-Tochter-Dialog ungemein mächtig. So mächtig, dass sich die eigene Ohnmacht überträgt. Mehr noch, die Mädchen gewinnen die Rivalität mit der Mutter. Was normalerweise zu gesunder Abgrenzung und Identitätsfindung beiträgt, gerät zu einem destruktiven doppelten Kampf. Einem Kampf gegen sich selbst und einem Kampf gegen die Mutter.

Miteinander verwickelt drehen sich Mutter und Tochter umeinander und können sich nicht lassen. Und auch nicht gehen. So werden die Mütter der mutlosen Mädchen ungewollt zu den Beschleunigerinnen des Rückzugs und der Ohnmacht und befeuern den unguten Kreislauf. Beide befinden sich in einer Beziehungsfalle. Einer Falle, die immer dann, wenn eine von beiden einen Schritt macht, zuklappt. Denn schon hält die andere dann das Schild »Bitte nicht stören!« in die Höhe. Im gemeinsamen Dialog setzen sich gegenseitige paradoxe Schritte und gegenläufige Rückzüge fort. Was in dieser Dynamik nie geschieht, nie geschehen kann, ist eine echte Begegnung.

Den Mädchen bleibt keine andere Wahl, als sich zurückzuziehen, wenn die Mutter ein Angebot macht. Das Angebot ist für sie beschämend und entmündigend, weil im Moment der Annahme die eigene Unfähigkeit und Überforderung zum tausendsten Mal deutlich spürbar wird. Gleichzeitig befürchten die Mädchen, die Welt könnte sehen, wie bedürftig sie in der Tiefe ihrer Seele sind. Während andere Mädchen in diesem Alter ihr Sehnen nach mütterlicher Versorgung normalerweise überspringen und in der Peergroup ausleben können, sind die mutlosen Mädchen komplett auf sich zurückgeworfen.

Natürlich machen Mütter nicht immer alles richtig. Auch sie sind ihrer Geschichte und sich selbst ausgeliefert. Je nachdem, wie das weibliche Vermächtnis in der Familie lautet, kann in der Begegnung mit dem mutlosen Mädchen der transgenerationale Auftrag nach Autonomie und Emanzipation aufbrechen und sichtbar werden lassen, wie begrenzt doch alle Entwicklung ist. Oder die Töchter signalisieren, dass es nicht weitergeht oder so nicht weitergehen kann oder soll.

Die Mutter-Tochter-Dynamik ist brisant, weil in der Symptomatik der mutlosen Mädchen alles kumuliert, was auf der Basis des Engagements der Mütter auf ein komplettes Versagen hinweist. Dahin waren die Mütter nicht aufgebrochen. Enttäuschung und Ärger sind die Folge. Und wieder: Wie die Mütter sich auch drehen, alles fällt gefühlt auf sie zurück.

Nur in manchen leisen und unauffälligen Momenten darf auch das deutlich werden, was die Beziehung ungebrochen trägt: eine gute Mutter-Tochter-Liebe. Nur wer sich nicht allzu vorwurfsvoll darum kümmern kann, sie vorsichtig zu beleben, wird eine Chance haben, diese Kraft zu nutzen. Für beide. Für Tochter und Mutter.

An dieser Stelle müsste es einen Dritten geben, der dabei hilft, die dyadische Verknotung von Mutter und Tochter aufzulösen. Dieser Dritte ist normalerweise der Vater. Auch er spielt im Leben der mutlosen Mädchen eine besondere Rolle.

Väter sind zu wenig präsent

Ich habe klinisch oft mit Vätern zu tun, die nach der Trennung von ihrer Frau eine Gleichberechtigung in Bezug auf die Dauer des Umgangs mit den Kindern einfordern. Sie hören meinen Satz, dass wir Väter im Sinne der guten Entwicklung der Kinder zurückstehen müssen, in der Regel nicht gern. Hier gilt wie in dem Theaterstück »Der kaukasische Kreidekreis« von Bertolt Brecht: Wer zieht, hat verloren. Mit dieser Metapher versuche ich, den Vätern klarzumachen, dass bei Streitigkeiten um das Kind immer nur einer verliert, und zwar das Kind.

Die Parabel erzählt im Kern die Geschichte eines Streits zwischen einer Amme, bei der das Kind aufgewachsen ist, und der biologischen Mutter, die ihr Kind zurückhaben möchte. Die Mutter geht vor Gericht. Der Richter malt einen Kreis auf den Boden, stellt das Kind hinein und fordert beide Frauen auf zu ziehen. Dann werde sich die wahre Mutter schon zeigen. Als die leibliche Mutter ihr Kind heftig an sich reißt, lässt die Amme los, um dem Kind nicht weh zu tun. Daraufhin bekommt die Amme das Kind zugesprochen.

Warum diese Geschichte an dieser Stelle? Väter haben eine besondere Verantwortung dafür, den Rahmen für ihre Kinder zu halten. Sie müssen dafür sorgen, dass der innere emotionale Kreis zwischen Mutter und Kindern sicher und gehalten ist. Das mag jetzt konservativ klingen, doch dafür gibt es – wie schon gesagt – eine biologische Begründung. Weil dies so elementar ist, wiederhole ich den großen Unterschied zwischen Müttern und Vätern noch einmal: Vaterschaft beginnt mit einer Beziehung, Mutterschaft schon neun Monate früher. Dieser Vorsprung ist nicht einzuholen, ebenso wenig, wie Väter stillen können.

Daraus leiten sich keinerlei pseudobiologisch begründeten, unterschiedlichen Verantwortungen ab. Daraus darf kein Oben und kein Unten konstruiert werden. Dieser Unterschied ist auch keine Aussage für oder gegen die Berufstätigkeit von Müttern und Vätern.

Väter leiten häufig aber nach wie vor daraus ab, dass sie »raus« sind. Trotz vordergründig großen Engagements verhalten sie sich distanzierter. Diese Distanz tut keinem Kind gut. Für die mutlosen Mädchen ist es Gift. Erst recht, wenn ihre Väter sehr erfolgreich sind. Dann vermittelt die Distanz, dass sie von dem Mädchen nie zu überwinden sein wird. Ungeduldige Väter, die angesichts des mutlosen Feststeckens ihrer Töchter noch ungeduldiger werden, erzeugen Ohnmacht und potenzieren die Mutlosigkeit ihrer Töchter noch.

Die meisten Väter mutloser Mädchen stehen ratlos vor ihnen, nachdem sie die dramatische Entwicklung lange Zeit nicht gesehen haben. Nicht sehen wollten. Das Schwärzen der Fassade der erfolgreichen Väter, die sich mit großer Kraft dafür einsetzen, dass diese Fassade makellos bleibt, ist kränkend. Väter, die subjektiv – ebenso wie die Mütter – alles getan haben, um ihren Familien ein gutes Leben zu gewährleisten, realisieren die zunehmende Mutlosigkeit ihrer Töchter nur ungläubig. Mutlosigkeit ist für diese Väter eine emotionale Dimension, in die sie sich nicht einfühlen können. Für Probleme und Schwierigkeiten gibt es immer eine Lösung. Das ist eine zentrale Basis des Lebens für erfolgreiche Männer. Der Satz »Probleme sind dazu da, um gelöst zu werden« steigert diese Haltung in die Nähe von Größenideen.

So können die meisten Väter nicht den Rahmen geben, die mutlose Mädchen und ihre Mütter brauchen. Sie brauchen Verständnis für und ein Zugeständnis an das Dilemma, das keine schnellen Lösungen zulässt. In der Mutlosigkeit ist enthalten, dass Kraft fehlt. Da helfen kein Müsliriegel, kein Energydrink der Welt und keine Patentlösung eines lösungsorientierten Vaters. Das anzuerkennen, ist keine männliche Stärke. Zumal die Anerkennung keine Auflösung garantiert.

Eine väterlich-männliche Reaktion auf diese Situation ist es oft, sich abzuwenden und (noch mehr) zu arbeiten. Damit wird ein weiterer unguter Kreislauf für die Mädchen unterhalten. Ein Kreislauf, der die Einsamkeit und Abwesenheit des Männlichen für die mutlosen Mädchen verstärkt. Zugespitzt ausgedrückt: Mütter sind kein Vorbild, und Väter sind nicht da. Die Mädchen wissen nicht, wie sie die Leerstelle füllen sollen. Auf dem inneren Bild des Männlichen ist immer nur eine schwarze Fläche zu sehen. Wie daraus ein reales Jungenbild entstehen soll, ist völlig unklar.

Familie kann Halt geben

Spätestens, wenn sich die Mutlosigkeit bei den Mädchen etabliert hat, sind die Familien gefragt. Wenn ein Mitglied der Familie nicht mehr weiterkommt, betrifft es alle. »Schwarze Schafe« in der Familie haben Auswirkungen auf alle. Die erste unmittelbare Frage, die sich alle stellen, lautet meist: Was habe ich falsch gemacht? Schuldgefühle breiten sich nicht nur in den Seelen der Eltern, sondern auch bei Geschwistern und nahen Verwandten aus.

Schuldgefühle sind giftig – für die eigene Seele und für die Beziehung, auf die sie sich beziehen. Eine Atmosphäre von Unsicherheit und Verkrampfung kann entstehen, bei der sich die einzelnen Familienmitglieder abwechselnd Vorwürfe machen und Erwartungen an sich stellen. Sprachlosigkeit, Traurigkeit und Wut lassen einen Kanon entstehen, der für keinen der Beteiligten angenehm ist.

Die mutlosen Mädchen sind die ersten, die auf die eigenen Schuldgefühle und die der anderen mit weiterem Rückzug reagieren. Sie haben gerade an dieser Stelle von Familiendynamik kein anderes Verhaltensrepertoire. Und die Familie wird aus der Spirale von Rückzug, Vorwurf, Abwarten und Resignieren ebenso wenig herauskommen.

Familien sind wichtig. Sie bleiben der Ort der Entwicklung, des Wachsens, des Behütet- und Umsorgt-Werdens. Familien sind das Nest, in dem man groß werden kann. In der Familie ist Schonraum und gleichzeitig Platz für das Üben. Üben heißt nicht nur, kontinuierlich groß zu werden, sondern auch klein sein zu dürfen, manchmal auch sehr klein.

»Das Leben ist zu kurz, um groß werden zu können«, hat Chloe – wie bereits geschildert – einmal zu mir gesagt. Damit spricht sie aus, wie sich mutlose Mädchen insbesondere in der Familie fühlen können. Auch bei normalen Kindern haben Eltern manchmal den Eindruck, als würden sich ihre Kinder nicht ausreichend gut entwickeln. Insbesondere in der Pubertät, wenn zu Hause aufbegehrt wird, muss man die Nachbarn fragen, wie sich die eigenen Kinder entwickeln. Dann hört man in der Regel Sätze wie: »Was für wundervolle Kinder Sie haben!« Das zeigt, welche Ressourcen Kinder außerhalb ihrer Familie aufbringen können. Was viele Eltern dann als Versagen innerhalb der Familie wahrnehmen – nämlich das freche, aufbegehrende und aufmüpfige Verhalten ihrer Kinder –, ist in Wahrheit eine Liebeserklärung. Alle Kinder lassen sich in der emotionalen Sicherheit des familiären Nests fallen. Dieses Phänomen darf man nicht als Versagen der Beziehung missdeuten.

Ähnliches gilt, wenn es ums Aufräumen und Saubermachen geht. Viele Eltern leben den Anspruch, dass die Kinder fit für das Leben werden müssen. Und dazu gehört das Ein- und Ausräumen der Geschirrspülmaschine ebenso wie die Müllentsorgung. Endlose Machtkämpfe können sich an diesem Thema entzünden. Machtkämpfe, die Eltern wie ein Naturgesetz verlieren. Eigentlich sind sie auch gar nicht nötig. Der Haushalt einer Familie ist in erster Linie der Haushalt der Eltern. Es sei denn, es gibt nachvollziehbare – und keine erzieherischen – Gründe, die Arbeit auf mehrere Schultern zu verteilen. Das Wichtigste ist auch in diesem Bereich: vorleben. Wenn man seinen Kindern mit großer Selbstverständlichkeit zeigt, wie ein Haushalt funktioniert, dann übernehmen sie es automatisch für ihr eigenes Leben. Und dann kann man auch mal mit großer Gelassenheit sagen: »Sei so nett und pack mal mit an.« Regelmäßige Arbeitsverteilungspläne führen nur zu ständigen Auseinandersetzungen, die niemand braucht.

Wenn sich ein mutloses Mädchen gefühlt noch weniger als alle anderen im Haushalt beteiligt und alles verweigert, gilt erst recht: Jede Form von Machtkampf hilft nicht weiter. Die Familie muss sich nicht aufgeben. Sie darf sich aber auch nicht in Auseinandersetzungen verwickeln. Eltern und Kinder unterschätzen im täglichen Bewältigungsstress aller leicht, wie wichtig, schützend und sicher die Familie für Kinder ist. Anders als noch vor zwanzig Jahren zeigt sich das unter anderem daran, dass auch große Kinder und junge Erwachsene noch gern mit ihren Eltern in Urlaub fahren. Wenn es Familien mutloser Mädchen gelingt, sich mehr auf diese

Ressourcen zu verlassen, dann können sie leichter von allem ablassen, was nicht weiterhilft. Von allem, was den Machtkampf und das Verknäulen, das »Wuling«, vergrößert.

Familien sind und bleiben der Kern unserer Gesellschaft. Familien können auch dysfunktional sein oder werden. Natürlich sind psychische Erkrankungen anderer Familienmitglieder in ihrer Bedeutung und Belastung zu berücksichtigen. Ebenso sind hohe Streitniveaus toxisch für alle, und die Trennung und Scheidung von Eltern birgt ein hohes Risiko, dass Kinder nicht nur darunter leiden, sondern selber seelisch krank werden. Ehepaare, die sich nicht mehr lieben, aber ein fürsorgliches Elternpaar bleiben, haben die besten Voraussetzungen, dass die Situation für die Kinder nicht so belastend ist.

Kinder- und jugendpsychiatrische Diagnostik bezieht immer die Einschätzung des Gesundheitszustands aller Familienmitglieder ein. Daraus kann sich eine Indikation für eine Eltern- oder Familientherapie ergeben. Die Belastung aller Familienmitglieder durch ein mutloses Mädchen kann Anlass dafür sein, um mit jedem zu sprechen und den Bedarf jedes einzelnen Mitglieds festzustellen.

Familien sind auch dazu da, sich gegenseitig Halt zu geben. Solange Kinder davon nicht überfordert oder parentifiziert werden, dürfen auch Kinder und Jugendliche Trost spenden. In erster Linie sitzen aber die Eltern am Steuer. Je aufmerksamer sie wahrnehmen, was bei den Kindern los ist, desto besser. Kinder sind immer dann die Experten für sich, wenn sie ernst genommen werden. Familien sind am stärksten, wenn es genügend Raum für jeden Einzelnen gibt, man auf Machtkämpfe verzichtet und Begegnungen wertschätzend und respektvoll auf Augenhöhe stattfinden.

Mutlose Mädchen können ihre Familien sehr belasten. Dann dürfen auch Familien – sofern sie denn eine Stimme haben – ihre Grenzen kennzeichnen. Sie dürfen aber auch zusammenrutschen und sich auf ihre Stärken besinnen. Das gilt auch für die Geschwister.

Geschwister als Rivalen

Eltern sind zutiefst von dem Wunsch getragen, dass ihre Kinder sich gut verstehen. Entschließen sich Eltern, mehr als ein Kind haben zu wollen, so ist die Dimension der Geschwisterrivalität damit untrennbar verbunden. Teilen ist eine reife menschliche Fähigkeit. Sie muss erlernt werden und kommt ohne Moralisierung nicht aus. »Geteiltes Leid ist halbes Leid« und »Geteilte Freude ist doppelte Freude« – das sind die Sätze, die nicht falsch sind, mit denen wir uns aber das Teilen schönreden.

Regressive Entwicklungen bei der Geburt eines nachfolgenden Geschwisterkinds sind nichts Ungewöhnliches. So nässt das ältere Kind beispielsweise wieder ein oder spricht in Babysprache. Das sind vorübergehende Symptome als Reaktion auf die Notwendigkeit, Mama und Papa plötzlich teilen zu müssen. Wenn alles gut geht, ist das die Stunde der Väter, die sich vermehrt um das ältere Kind kümmern und ihm helfen, mit dem Teilen zurechtzukommen. Und in der Regel ist diese Regression eine überschaubare Phase.

Geschwisterrivalität erleben nicht nur ältere Kinder in Bezug auf jüngere Geschwister. Oft wird unterschätzt, was es für die eigene Entwicklung bedeutet, ältere Geschwister zu haben, die schon in der Welt stehen und Kindergarten und vor allem Schule gut bewältigen. In die Fußstapfen eines älteren Geschwisterkinds zu treten, kann erleichternd und bahnend sein. Es kann bei dem nachfolgenden Kind aber auch das Gefühl entstehen lassen, keinen eigenen

Platz zu haben. In welcher Konstellation auch immer – Eltern sind gut beraten, die Rivalität ihrer Kinder nicht zu unterschätzen und nachhaltige Belastungen im Auge zu behalten.

Die meisten mutlosen Mädchen, mit denen wir es zu tun haben, sind keine Erstgeborenen. Das ist Zufall und fällt in unserer Kohorte auf. Diese Mädchen erleben ein Unterlegenheitsgefühl, das sie prägt und begleitet. Sie wachsen mit dem Gefühl auf, dass alle Plätze in der Familie bereits belegt sind.

Rivalität ist eine Dimension, die mutlose Mädchen nicht gut bewältigen. In dem tiefen Gefühl, immer unterlegen zu sein und nie bestehen zu können, weichen die Mädchen immer weiter zurück. Sie erleben die Geschwisterrivalität als einen primären oder weiteren unüberwindbaren Fels auf ihrem Weg. An keiner Stelle taucht so etwas auf wie Offensivität oder wie ein »innerer Stachel«, der dazu führt, dass die Rivalität oder der Vergleich angenommen wird und in ein ausreichend starkes Selbstwertgefühl mündet. Dabei spielt es keine Rolle, ob die Geschwister Jungen oder Mädchen sind. Die mutlosen Mädchen finden immer Gründe, die ihre Unterlegenheit unter Beweis stellen.

Damit wird die biologische Dimension der Geschwisterreihe zu einem weiteren Baustein in der Mauer, die sich vor den Mädchen aufbaut. Einer Mauer, die sie selbst mit errichten. Auch diese Mauer hat eine Doppelfunktion: Sie schützt vor der gefährlichen Welt, gleichzeitig sperrt sie die Mädchen ein. Ein weiteres Mal entsteht eine ambivalent belegte Doppelstruktur. Eine Struktur, aus der die mutlosen Mädchen nicht herauskommen.

Ältere Geschwister sorgen ungewollt dafür, dass sich die Mädchen unterlegen fühlen. Dieses Gefühl ist vielfach determiniert und wird von niemandem absichtlich gesteuert. Aufgrund des Altersunterschieds lernen die Mädchen schon früh – zu früh –, dass sie unabwendbar, nämlich aus biologischen Gründen, unterlegen sind. Daran ist nichts zu ändern. Bei der Konstellation, das jüngere Kind zu sein, stimmt das auch bedingt. Allerdings unterschlagen die Mädchen dabei jede Form von Rivalität, die auch ältere Geschwister gegenüber jüngeren Geschwistern empfinden können. Außerdem können jüngere Geschwister ihren älteren Geschwistern in bestimmten Fähigkeiten durchaus überlegen sein.

Normalerweise achten Geschwisterkinder unbewusst darauf, welche Position, welche Haltung und welche Eigenschaften in der Familie noch nicht besetzt sind. Mutlose Mädchen kommen in dieser Hinsicht blind auf die Welt. Aus ihrer Perspektive scheinen ältere Geschwister schon den ganzen Raum einzunehmen oder jüngere Geschwister derart nachzudrängen, dass kein Platz für die Mädchen bleibt. Diese Rivalität verdichtet sich spätestens in der Schule noch einmal, denn hier gibt es – im übertragenen Sinne – viele »Geschwister«. Sehr viele.

Unser Schulsystem ist defizitorientiert

Oft ist es die Schule, wo sich die Symptomatik der mutlosen Mädchen besonders deutlich zeigt. Das Ganze gipfelt in den meisten Fällen darin, dass die Mädchen nicht mehr zur Schule gehen. Bei manchen Mädchen beginnt dieser Absentismus schleichend, häufiger ist das plötzliche Wegbleiben von einem auf den anderen Tag. Schaut man genau hin, dann kann man entdecken, dass es vorher schon Hinweise auf diese Entwicklung gab: Zeiten von morgendlichem Unwohlsein, Übelkeit, Schwierigkeiten, aus dem Bett zu kommen, oder auch nur ein vermehrtes Anstrengungsgefühl, obwohl vordergründig alles gut zu sein scheint. Allerdings kann man aus solchen normalerweise vorübergehenden Symptomen noch nichts schließen.

Ansonsten ist den Mädchen in der Schule an ihrem Verhalten nichts Besonderes anzumerken, und sie haben auch nicht viele Fehlzeiten. Sie gehören nicht zu den Schülerinnen, die sehr auffallen. Sie sind die angepassten, eher ruhigen, manchmal schüchternen Mitläuferinnen, über die Lehrer dann, wenn sie nicht mehr in die Schule kommen, Überraschung und Unverständnis äußern.

Anna, 14 Jahre alt, berichtet, dass sie »eigentlich schon immer« ungern in die Schule gegangen ist. Schule sei immer ein Ort der besonderen Anstrengung gewesen. Sie selbst habe es immer normal gefunden, dass es kein Ort gewesen sei, an dem sie sich wohlfühlen konnte. Immer habe sie das Gefühl gehabt, auf einer Bühne zu stehen und sich zeigen zu müssen, ohne das wirklich zu wollen. Eine seltsame Mischung daraus, sich präsentieren zu müssen und angeschaut und bewertet zu werden. Sehr oft sei dies täglich mit Gefühlen von Übelkeit verknüpft gewesen, manchmal sogar mit einem spontanen Erbrechen.

Anna ist der Prototyp eines Mädchens, dessen Anstrengung untergeht. Auch sie selbst hält es in der Grundschule für normal, dass der Schulalltag so verläuft. Die Übelkeit von Anna hat etwas damit zu tun, dass sie große Angst hat, sich zu zeigen. Ihr fehlt jede Form von gesunder Zeigelust, eine übermäßige Exhibitionsangst hält sie gefangen. Dahinter steht ein mangelndes Selbstwertgefühl, das sich auf der Basis einer schüchtern-ängstlichen Persönlichkeit immer stärker entwickelt hat. Vordergründig ist Anna nur schüchtern-angepasst.

Die Klassenlehrerin ist froh, dass es auch ein Mädchen gibt, das so unauffällig erscheint. Würden regelmäßig Befragungen zur Schülerzufriedenheit durchgeführt, hätte es eine Chance gegeben, frühzeitig zu erkennen, wie schwer sich Anna jeden Tag getan hat. Die Schule ist ein sozialer Ort, an dem sich täglich wie unter einem Brennglas Psychogramme von Kindern zeigen, die sich zu einer Soziomatrix zusammenfügen lassen. Diese Matrix macht die sozialen Beziehungen untereinander sichtbar. Deshalb könnte die Schule auch leicht zu dem Ort werden, an dem Schwierigkeiten und Probleme aufgegriffen werden. Gerade in der Grundschule gibt es viele Lehrerinnen und Lehrer, die das intuitiv aufnehmen. Sie haben ein umfassendes Selbstverständnis davon, dass Lernen nicht nur aus kognitivem Futter bestehen darf. In den weiterführenden Schulen gehört eine solche fürsorgliche Haltung leider nicht unbedingt zum pädagogischen Repertoire.

Hätte sich für Anna etwas geändert, wenn ihre Eltern und die Schule früher reagiert hätten? Hinterher ist man immer schlauer. Anna sagt, dass dieses tiefe Gefühl, übersehen zu werden, verbunden mit der Gewissheit, dass sich daran nichts ändern lasse, ihre Mutlosigkeit habe entstehen lassen. Jeden Tag ein bisschen mehr.

Schule und damit die deutsche Pädagogik sind in einer Krise. Das ist kein neuer Befund. Inzwischen möchte man sich als Kinder- und Jugendpsychiater nicht schon wieder dazu äußern. Die Fronten scheinen verhärtet zu sein. Die öffentliche Kritik am Schulsystem ist unüberhörbar. Fast bekommt man Mitleid, zumal nicht alle Schulen und alle Lehrerinnen und Lehrer gleichermaßen zu kritisieren sind.

Das pädagogische System in Deutschland ist defizitorientiert. Benotet wird nicht, was eine Schülerin oder ein Schüler geschafft hat, markiert werden die Lücken und das Nicht-Wissen. In Rot. Die Mitteilung lautet: Du hast zwanzig von fünfzig Wörtern falsch geschrieben. Nicht: Du hast dreißig Wörter richtig geschrieben.

Hinzu kommt, dass das deutsche Schulwesen verwahrlost ist. Schulen leiden unter einem immensen und nicht zu rechtfertigenden Renovierungsstau. Da wundert es nicht, dass sich Schüler und Lehrer nicht eingeladen fühlen, wenn auch das Schulgebäude so unordentlich und unsauber ist.

Deutsche Pädagogik ist von Grund auf misstrauisch. Schulen fürchten sich vor Regellosigkeit und reagieren mit Hausordnungen und Vorschriften. Schülerzufriedenheit ist keine Zieldimension, um die man sich kümmern könnte. So entsteht ein schrecklicher Kreislauf: Demotivierte Schüler erfüllen die Erwartungshaltung der Lehrer. Dabei müsste der erste Impuls für eine möglichst große Zufriedenheit von der Pädagogik ausgehen. Schülerzufriedenheit mit einzubeziehen, würde bedeuten, dass einzelne Lehrkräfte sich stellen müssten. Und verändern müssten. Daran gibt es aber bei einem Teil der Lehrerschaft kein Interesse und auch keine Bereitschaft dafür. Liegt eine Klasse mit dem Notendurchschnitt einer Klausur unter dem zu erwartenden Ergebnis, so fällt dieser Befund fast nie auf die verantwortlichen Lehrer zurück. Insgesamt ist die Schule ein System, das nicht darauf eingestellt ist, alle mitzunehmen.

Das große Potenzial der Schule

Diese harsche Kritik am Schulsystem hilft den mutlosen Mädchen nicht weiter. Wenn die Entscheidung Bestand hat, dass die Mädchen einen Weg zurück in die Schule finden sollen, muss die Schule einbezogen werden. Es gehört allerdings nicht immer zum Selbstverständnis einer Schule, sich auch um die Schüler zu kümmern, die nicht da sind oder nicht kommen können. Gerade in Zeiten digitaler Medien ist eine Kontaktaufnahme eigentlich kein Problem.

Dabei muss es gar nicht unbedingt nur darum gehen, der Mutlosigkeit der Mädchen verständnisvoll nachzugeben. Vielmehr sind normative Anforderungen, die automatisch Struktur mit sich bringen, oft hilfreich. Dann lautet die Frage nicht: »Möchtest du Hausaufgaben oder Homeschooling bekommen?« Stattdessen ist die Aufforderung, bitte bis zu einem bestimmten Datum Hausaufgaben erledigt zu haben. Das schafft eine Normalität, der sich die Mädchen nicht so leicht entziehen können. Eine zugewandte Schule, die schon Erfahrungen mit digitalem Unterricht gesammelt hat, wird sich nicht so schwer damit tun, mutlose Mädchen, die zu Hause sind, einzubeziehen.

Die große Kunst dabei wird immer sein, dass die Ansprache nicht zu druck- oder vorwurfsvoll gerät und nach Möglichkeit alle Erwachsenen – Eltern und Lehrer – an einem Strang ziehen. Bei der Beschulung der abwesenden Mädchen wird es darum gehen, den Kontakt zu halten und eine minimale Struktur des Lernens und damit auch des Alltags aufzubauen.

Wir alle müssen von der Idee getragen sein, dass sich das Ringen um jedes einzelne Mädchen lohnt. Die Haltung »Wer nicht in der Schule ist, kann auch nicht beschult werden« schließt diese Mädchen aus. Schule hat zwar nicht den Auftrag, aufsuchend zu arbeiten. Schulabsentismus – aus welchen Gründen auch immer – ist dennoch die Aufforderung an alle, die Verantwortung für das Leben von Kindern haben, zu handeln. Das ist ähnlich wie in Arztpraxen und in Praxen für Psychotherapie oder Kinder- und Jugendpsychiatrie, die sich bei einer verantwortlichen Gesundheitsfürsorge für ihre Patienten nicht mehr darauf zurückziehen können, dass sie nur für die zuständig sind, die zufällig da sind.

Lehrer unterschätzen oft ihre Bedeutung für ihre Schüler. Jeder von uns kennt die Erfahrung, dass einzelne Lehrer eine besondere Bedeutung für die eigene Entwicklung bekommen und zu Vorbildern werden. Nicht nur für die Schule und das Lernen. Ein mutloses Mädchen ist mehr als andere darauf angewiesen, dass sich Lehrerinnen und Lehrer aufgerufen fühlen, sich der Mutlosigkeit anzunehmen. Sie brauchen Lehrerinnen und Lehrer, die sich nicht scheuen, unorthodox Kontakt aufzunehmen und die Mädchen immer wieder einzuladen, aufzufordern und zu kontrollieren.

Diese Kontrolle darf nicht streng daherkommen. Es gibt auch Formen der Kontrolle, die selbstverständlich und fürsorglich sind. Kontrolle sollte den Zweck erfüllen, Ressourcen und Möglichkeiten festzustellen. Sie sollte den Schülerinnen Freude bereiten, weil sie in eine positive Feedback-Kultur eingebunden sind. Kleine Erfolge dürfen nicht künstlich übergroß geredet werden. Auch ein kleines Lob wirkt und hilft, sich der Mutlosigkeit entgegenzustellen. Wenn die Mädchen sich durch nichts in der Welt gelockt fühlen, wirkt es dagegen unterstützend, die Verlockungen größer zu machen.

Zugegeben, die Schule ist klassischerweise kein lockender Ort. Diese Feststellung ist für sich schon schlimm genug. Dabei wird das Potenzial dafür oft unterschätzt. Gerade die mutlosen Mädchen könnten ein Feld sein, auf dem die Schule sich neu beweist, aus sich herausgeht und sich nicht von vordergründiger Verweigerung geschlagen gibt.

Konkret sollte mit der Schule abgesprochen werden, wer aus der Lehrerschaft die Koordination der Kontaktaufnahme und -pflege übernimmt. Dann muss das Medium abgestimmt werden, wobei sich niemand scheuen sollte, auch ungewöhnliche Wege zu beschreiten. Wer persönlich darauf angewiesen ist, dass auf privaten Smartphones auch nur private Kontakte sein dürfen, muss einen größeren Aufwand betreiben.

Wichtig bei der Kontaktgestaltung ist, dass immer eine angemessene Mischung zwischen Respekt und Fürsorge eingehalten wird. Ein Mädchen, das nachhaltig nicht antwortet und gar nicht reagiert, wird man in Ruhe lassen müssen. Ein Mädchen, das nicht gleich alles verweigert, aber auch nicht erfreut reagiert, sollte weiter kontaktiert werden. Die Frage der Dosierung ist entscheidend.

Unser aktuelles Ethos, das besagt, dass Kinderrechte und Kinderwünsche immer zu berücksichtigen sind, soll hier nicht aufgelöst werden. Es steht allerdings im Widerstreit mit der Pflicht zur Fürsorge. In einer ethisch-juristischen Abwägung müssen wir uns immer Rechenschaft darüber ablegen, wie viel Druck in einem fürsorglichen Sinn gerechtfertigt ist. Wenn diese Abwägung nach einer angemessenen Zeit – also nicht gleich nach dem ersten Versuch – zugunsten des Respekts vor der Mutlosigkeit des Mädchens ausfällt, ist der Schulversuch gescheitert. In aller Regel scheitert er heutzutage schon sehr viel früher, nämlich schon dann, wenn das Mädchen nicht mehr erscheint.

Lässt sich das Mädchen zögerlich und widerwillig oder auch ängstlich auf die Kontaktaufnahme durch die Schule ein, ist viel gewonnen. Dann sollte ein Lehrplan abgestimmt werden, der möglichst nah an dem ist, was das Mädchen erleben und lernen würde, wenn es anwesend wäre. In vielen anderen Krankheitssituationen von Kindern funktioniert die Teilhabe am Unterricht auch. Es macht Sinn, mutlose Mädchen ähnlich einzuordnen und zu behandeln. Ein Handy auf dem Lehrertisch während des Unterrichts kann dafür Sorge tragen, dass ein Mädchen zu Hause weitgehend mitbekommt, was im Unterricht abläuft. Teilhabe wird möglich, wenn der Unterricht selbstverständlich davon ausgeht, dass man alle Kinder – ob in Präsenz oder online – integrieren kann.

Der Angst, dass alle Schüler immer dann, wenn sie mal nicht zur Schule kommen können oder wollen, erwarten, per Smartphone dazugeschaltet zu werden, kann man nur mit etwas Grundsätzlichem begegnen. Hinter dieser Angst verbirgt sich eine misstrauische Haltung, die in unserer Gesellschaft weitverbreitet ist. Eine Haltung, die Kindern unterstellt, immer nur auf ihren Vorteil bedacht zu sein, zu tricksen und zu manipulieren. Und »nur« wissen zu wollen, wie weit sie bei uns Erwachsenen gehen können. Oder

»nur« Aufmerksamkeit erhaschen zu wollen. Die Liste ließe sich noch erweitern.

Wir müssen fragen, woher dieses Misstrauen rührt. Ich gehe davon aus, dass es sich bei solchen Haltungen um einen menschheitsimmanenten Impuls handelt, der defizitorientiert auf unsere Kinder schaut. Offensichtlich ist die Vorstellung, dass Kinder vertrauenswürdig sind, nicht auf der Grundlage der Einschätzung von uns selbst aufzubauen. Möglicherweise sind wir Erwachsenen aber auch schlicht neidisch auf die Kinder, denen die Welt noch völlig offensteht.

Die beschriebene misstrauische Haltung Kindern gegenüber findet sich in allen gesellschaftlichen Räumen, in denen Kinder leben. Die Wahrheit ist: Begegnet man Kindern mit Respekt, antworten sie mit Respekt. In einer Schule, in der gegenseitiger Respekt großgeschrieben wird, wird kein Kind versuchen, vermeintliche Lücken auszunutzen. Wenn ein Kind angesichts des Privilegs eines mutlosen Mädchens, am Unterricht von zu Hause aus teilzunehmen, dies auch für sich fordert, dann ist schlichte Beziehungsklärung gefragt. Die Erfahrungen mit Modellen des Hybridunterrichts zeigen, dass die Bedeutung des Präsenzunterrichts wahrscheinlich überschätzt wird.

Reißt der Faden zur Schule für das Mädchen nicht ab, so ist ein wichtiger Schritt getan, seine soziale Welt zu bewahren und vor allem die gewohnte Tagesstruktur aufrechtzuerhalten. Dies kann eine wichtige Voraussetzung dafür sein, nicht in eine vollständige Lähmung zu verfallen.

Nun soll hier in der Behandlung und im Umgang mit mutlosen Mädchen keinesfalls der Eindruck erweckt werden, als könne allein die Schule der Schlüssel für eine Veränderung sein. Schulen unterschätzen allerdings ihre Bedeutung – und ihre Möglichkeiten. Der Erhalt des sozialen Lebens in der Schule und durch die Schule ist im Rahmen der Behandlung mutloser Mädchen ein Baustein, der bisher noch zu wenig genutzt wird. Selbst wenn man nach vielen Versuchen feststellt, dass die schulbasierte Unterstützung nicht sinnvoll ist, ist man in der Therapie von mutlosen Mädchen einen Schritt weiter. Gelingt die Teilhabe am Unterricht aber, signalisiert das den Mädchen, dass sie nicht dumm und abgehängt sind. Das ist ein Gefühl, das sie in der digitalen Welt mitunter täglich erleben.

Digitale Welt – Fluch und Segen zugleich

Er gibt in der heutigen Zeit kaum ein größeres Konfliktfeld als die digitalen Medien: Was machen sie mit unseren Kindern? Dieses Thema ist allgegenwärtig und macht alle hilflos. An dieser Stelle soll kein Ratgeber für den Umgang mit Smartphones erstellt werden. Einige Grundlagen allerdings sind hilfreich für den Umgang mit den mutlosen Mädchen.

Für sie ist die digitale Welt Fluch und Segen zugleich. Die digitale Welt bietet die Möglichkeit, mit Freunden in Kontakt zu bleiben, die die Mädchen aufgrund ihres Rückzugs analog schon längst nicht mehr sehen. Wir Erwachsenen machen immer einen Unterschied zwischen analogen und digitalen Kontakten. Analoge Kontakte sind »echt«, also gut. Digitale Kontakte sind »virtuell«, also in Wirklichkeit nicht vorhanden und schlecht. Aber stimmt das wirklich? Was ist der Unterschied zwischen einem Brief, einem Telefonat und einem WhatsApp-Kontakt, der mit Fotos und Videoclips auf Instagram untermalt ist?

Psychotherapien finden inzwischen mit Videosystemen statt, und arbeitende Menschen sind froh, für Konferenzen nicht mehr in eine andere Stadt fahren zu müssen. »Und trotzdem«, sagen jetzt viele Eltern mutloser Mädchen: »Das ist doch nicht dasselbe.« Das stimmt ohne Zweifel. Und dennoch findet auch über digitale Medien ein Austausch statt.

Dieser mediale Austausch ist der Austausch zwischen zwei Seelen, mehr oder minder intensiv und entsprechend ihrer Beziehung zueinander. Das Tempo hat zugenommen, ebenso die Dichte der Mitteilungen. Was für Eltern manchmal aussieht wie sinnloses digitales »Geschnipsel«, ist für die Kids wie ein Gespräch. Das gilt auch für die mutlosen Mädchen. Direktes Sprechen von Seele zu Seele ist schwerer, oft zu schwer. Dann sind die Schnipsel eine Alternative und sollten nicht vorschnell verdammt werden – zumal solche Aburteilungen in der Regel paradox wirken und das Schnipseln noch verstärken. Überhaupt sollten wir Erwachsenen uns davon verabschieden, die nachfolgende Generation für grundsätzlich beziehungsgestört zu erklären. Abgesehen davon, dass es auf uns zurückfallen würde.

Digitale Welten machen ein Heraustreten aus dem häuslichen Umfeld weniger notwendig. Das betrifft jeden von uns. Wir bestellen alles im Internet: die täglichen Lebensmittel ebenso wie Kleidung, Haushaltsgeräte oder Möbel. Dieser Haltung »Mein-Zuhause-ist-meine-Zuflucht« passen sich die mutlosen Mädchen an. Sie bietet die Grundlage dafür, dass es der neuen Norm nach nicht mit Einsamkeit verknüpft ist, zu Hause zu bleiben.

Nun könnte man denken, dass es wahrscheinlich gut wäre, wenn sich der Leidensdruck für die Mädchen erhöht, damit sie sich auf den Weg machen. Das ist ein romantisch gewendetes Wunschdenken, das die früher auf der Straße spielenden Kinder idealisiert. Abgesehen davon, dass sich das Rad nicht zurückdrehen lässt: Der Rückzug ins eigene Zuhause ist ein gesamtgesellschaftliches Phänomen, und die mutlosen Mädchen nutzen diesen Rückzug unbewusst für ihre Symptomatik. Sie werden zum Spiegel für uns alle.

Begegnungen haben sich verändert. Nachbarschaft findet nicht mehr analog statt.

Es wird immer im Einzelfall zu klären sein, inwieweit digitale Kontakte wirklich zu Einsamkeit führen. Dabei tun Eltern gut daran, keine vorgefertigten Meinungen und Einschätzungen abzurufen. Auch hier gilt: Das Kind ist Experte für sich selbst. Solange ein Satz wie »Aber mir geht es doch gut!« kein offensichtlicher Abwehrversuch und keine Verleugnung der Realität ist, kann man seine Tochter aufrichtig bitten zu erklären, wie es um das innere Leben bestellt ist. Ohne normative Korrekturen.

Wenn man die digitalen Möglichkeiten klug nutzt, dann können sie sehr hilfreich sein. Fort- und Weiterbildung, Tutorials, Vorlesungen und Webinare – niemand muss mehr in einer Schulklasse oder einem Hörsaal sitzen. Nun gehört es zur Mutlosigkeit der Mädchen, dass sie mindestens ab einem bestimmten fortgeschrittenen Punkt ihrer Symptomatik keinerlei Motivation mehr aufbringen. Die rechtzeitige Implementierung dieser Ressourcen aber kann – wie wir schon gesehen haben – Schlimmeres verhindern.

Die Frage, wie einsam – leidend einsam – ein mutloses Mädchen wirklich ist, muss immer mit ihm gemeinsam geklärt werden. Wenn ein Leidensdruck besteht, ist das eine Grundlage für eine Veränderungsmotivation. Wenn die Mädchen mit ihren digitalen Kontakten zufrieden sind, gibt es keinen Grund, ihnen ein Defizit einzureden. Der Reflex, dass die Beschäftigung mit dem Smartphone immer schädlich ist, hilft nicht weiter. Er treibt die Mädchen nur trotzig vor ihr Gerät, das sie uns dann wie ein Schutzschild entgegenhalten. Lediglich die Aufklärung über eine zu helle nächtliche Lichtquelle, die vom Schlafen abhält, kann hilfreich sein. Also eine Aufklärung, kein Vorwurf.

Soziale Medien bergen allerdings auch eine Gefahr für die mutlosen Mädchen: Sie leben vom Vergleich. Unabhängig davon, ob digital überarbeitet oder gefälscht – die Milliarden von Fotos, mit denen Mädchen weltweit jeden Tag versuchen, sich zu zeigen und auf dem digitalen Laufsteg zu bestehen, sind bestens dazu geeignet, mutlose Mädchen glauben zu lassen, dass sie unterlegen sind. Sie haben nichts zu melden, nichts zu zeigen.

Manchmal, im Grenzbereich, wenn die Mutlosigkeit ihre Seele noch nicht völlig durchdrungen hat, kann die eigene kleine Show mangelnden Selbstwert ausgleichen. Meistens aber zementiert sich eine gnadenlose Niederlage und die Überzeugung, alle anderen seien hübscher, schlanker, klüger und erfolgreicher. Dann rauscht nach der analogen Welt auch die digitale Welt an den mutlosen Mädchen vorbei. Die Züge sind abgefahren. Am Bahnsteig stehen die Mädchen und hoffen auf den nächsten Zug. Sie ahnen, dass keiner kommen wird. Und wenn, wird er wieder ohne sie abfahren. Ein Zug in das Leben, das die Mädchen am Ende nicht haben wollen. Auf jeden Fall nicht haben können. Mutlos kehren sie um. Nach Hause. Immerhin sorgen die digitalen Medien dafür, dass die Mädchen den Kontakt zu Gleichaltrigen zumindest eine Zeit lang aufrechterhalten.

Der Kontakt zu Gleichaltrigen

Gleichaltrige Kinder und Jugendliche sind wie Geschwister, nur weniger bedrohlich, wenn es gut läuft. Mutlose Mädchen unterliegen allerdings oft im inneren Vergleich mit Freundinnen und Freunden. Die anderen scheren nicht aus und verstehen wahrscheinlich auch nicht, was mit ihnen los ist. Den Begriff »Depression« – das haben alle schon einmal gehört und reagieren mit respektvoller Distanz. Von den Gleichaltrigen kann man nicht erwarten, dass sie eine Rolle dabei übernehmen, die mutlosen Mädchen zu unterstützen und aus ihrem Versteck zu locken.

Der Kontakt zu Gleichaltrigen ist ein Spannungsfeld zwischen Freundschaft und Konkurrenz. Wenn die Stille des Mit-sich-allein-Seins ein Mädchen ausfüllt und es nicht erlebt oder nicht das Gefühl hat, dass Freundschaft bereichernd sein kann, dann gibt es keinen Grund, die immanent mit jeder Freundschaft verbundene Konkurrenz auf sich zu nehmen. Es gibt keine Freundschaft ohne Konkurrenz. Es gibt keine Liebe ohne Zweifel. Wenn die Zweifel zu einer lebensbestimmenden Energie geworden sind, dann wird die Liebe kleiner. Aufrichtige Freundschaft – unabhängig davon, ob sie gleichgeschlechtlich ist oder nicht – ist eine »kleine Liebe«. Und ein »kleiner Zweifel«.

Die mutlosen Mädchen haben ihren Mut unter anderem auch deshalb verloren, weil die »kleine Liebe« sie nicht getragen hat. Entweder waren sie zu schüchtern oder zu unersättlich. Vielleicht haben sie zu viel erwartet und eine Freundschaft überfrachtet. Freundschaften gelingen nur gut, wenn Kinder neugierig sind und teilen können. Neugierde gehört nicht zu den ureigenen Ressourcen der mutlosen Mädchen. Und teilen kann man nur, wenn man das Gefühl hat, dass es auch etwas zum Teilen gibt. Doch die Mädchen wissen oft gar nicht, was das sein sollte. Und es mangelt ihnen an der Erfahrung, dass geteiltes Leid halbes Leid und geteilte Freude doppelte Freude ist.

Fatalerweise werden die mutlosen Mädchen durch ihre fehlende Neugierde ihrerseits weniger interessant für potenzielle Freundinnen und Freunde. Wenn sich andere nicht für einen interessieren, findet man auch selber weniger Anknüpfungspunkte. Man wird unsicher und fragt sich, was die Zurückhaltung der anderen zu bedeuten hat. Damit beginnt für die mutlosen Mädchen ein fataler Kreislauf: Sie sind zu scheu für einen Kontakt, werten andere als uninteressant ab und erleben daraufhin die eigene Entwertung. Es ist nicht leicht, diesem unangenehmen Kreislauf zu entrinnen.

Oft berichten die mutlosen Mädchen, dass sie durchaus noch im Kontakt mit ihren Freundinnen und Freunden sind. Wenn man genau nachfragt, handelt es sich vor allem um Gruppen in sozialen Medien, an denen sie noch teilnehmen. Es kann auch sein, dass sie sporadische Kontakte haben, oft findet aber kein regelmäßiger oder tiefer gehender Austausch statt. Die Mädchen beschreiben Kontakte zu Gleichaltrigen als anstrengend. Sie haben das Gefühl, dass ihnen keine Fragen einfallen, und fühlen sich von einem normalen Austausch überfordert.

Emma beschreibt ihr Erleben so: »Ich treffe ja meine Freunde. Aber es wird immer anstrengender. Mir fällt nichts mehr ein. Ich sitze dann nur noch dabei und höre zu. Am Ende bin ich froh, wenn sie wieder gehen. Es war dann mehr ein Besuch, um meine Eltern zu beruhigen. Sie freuen sich immer so, wenn sie das Gefühl haben, ich bin nicht ausgeschlossen.«

Wie viele Freunde braucht man, um zufrieden zu sein? Braucht man überhaupt Freunde? Welche Normen erhalten wir aufrecht, weil wir sie unreflektiert übernommen haben? Vereinsamung ist eine Dimension, bei der wir automatisch unterstellen, dass sie ein Ausdruck von psychischer Krankheit oder eines sozialen Defizits ist. Und wir gehen davon aus, dass die betroffene Person leidet. Wir unterschätzen dabei, dass sich Normen manchmal überholen und von einer neuen Realität eingeholt werden.

Als Erwachsene haben wir schnell das Gefühl, dass mit Normveränderungen ein Verlust verbunden ist. Früher war vieles besser. »Die Jugend von heute ist heruntergekommen und zuchtlos. Die jungen Leute hören nicht mehr auf ihre Eltern. Das Ende der Welt ist nahe.« Das ist ein Zitat aus der Keilschrift in Ur, zweitausend Jahre vor Christus niedergeschrieben. Es beschreibt die menschheitsimmanente Angst vor Veränderung durch die nachfolgenden Generationen. Das kennt jeder von uns. Man schaut auf die Kinder und Jugendlichen und hat den Eindruck, sie würden immer »schlimmer«. Immer gibt es etwas an ihnen, was die Sorge auslöst, sie könnten nicht wirklich lebensfähig sein. Man schreibt ihnen zum Beispiel zu, sie seien fauler, weniger verantwortungsbereit, undisziplinierter und unstrukturierter.

Jede Generation muss das Recht haben, die Welt so zu gestalten, wie sie es für richtig hält. Diese Freiheit nehmen auch wir für uns in Anspruch und haben sie in unserer Jugend auch gelebt. Ab einem bestimmten Punkt des Lebens muss eine Generationenübergabe erfolgen. Wenn diese von dem Misstrauen oder von der Angst begleitet wird, dass die Jugend es falsch machen wird oder es nicht hinbekommt, erzeugt diese Haltung ungute Reaktionen wie Trotz oder Verweigerung.

Die mutlosen Mädchen gehören zu denen, die sich aus Überforderung verweigern. Wenn wir anerkennen können, dass man nicht in der Mitte einer sozialen Gruppe stehen muss, um zufrieden durch sein Leben zu kommen, so entspannt sich die Lage etwas. Auch in Bezug auf die Gleichaltrigen sollten wir nicht normativ reagieren. Nur das authentische Nachfragen und Erforschen der seelischen Konstitution und Zufriedenheit eines Mädchens wird die Basis für mehr Zufriedenheit und mehr Veränderungsmöglichkeit sein. Normative Vorgaben dazu, wie viele Freunde oder Kontakte gut und richtig sind, verbieten sich, weil sie – wie viele andere Vorgaben auch – an den mutlosen Mädchen vorbeigehen.

Mit Beginn der Pubertät werden die Gleichaltrigen auch das Begegnungs- und Übungsfeld für den nächsten wichtigen Lebensbereich: die Sexualität. Ein Bereich, der für die mutlosen Mädchen eine besondere Herausforderung ist.

Sexualität – eine Herausforderung

Wenn die mutlosen Mädchen nicht so viel in der Welt unterwegs sind, treffen sie weniger oder gar keine Menschen. Auch keine Jungen. Mit den digitalen Datingportalen ist das leicht zu überbrücken, könnte man meinen. Die Erfahrung mit den Mädchen ist jedoch eine andere. Mag der digitale Kontakt noch eine Möglichkeit sein, so ist die Überleitung zu einem analogen Date nahezu unmöglich. In der Sexualität kumulieren viele Themen, die die Mädchen wie Fußfesseln mit sich herumschleppen: ihre Scheu, ihre Angst vor Kontakt und vor Ablehnung, ihre Unzufriedenheit mit sich und ihrem Körper. Diese Liste könnte weiter ausgeführt werden.

Nun muss man für Sexualität keinen Partner haben. Auch in diesem Bereich findet eine Normveränderung statt. Menschen, die sexuell mit sich selbst zufrieden sind, werden nicht belächelt oder pathologisiert. Selbstbefriedigung gehört inzwischen zur möglichen Bandbreite sexueller Vorlieben, zwischen denen jede und jeder wählen kann. Entscheidend ist immer die Freiheit oder Unfreiheit, mit der gewählt wird, und die damit verbundene Lebenszufriedenheit.

Schwieriger wird es aus kinder- und jugendpsychiatrischer Sicht nur, wenn gar keine Sexualität vorkommt, so wie bei vielen mutlosen Mädchen, die sich als asexuell darstellen und erleben. Völlige Trieblosigkeit, ein Leben ohne Libido ist tatsächlich nur schwer vorstellbar. Triebhaftigkeit als eine der Grundkonstituenten menschlichen Lebens wird immer nur dann zu verdrängen sein, wenn sich ein anderer Ausgang dafür findet. Es gibt beispielsweise Menschen, die ihre Libido zum Teil in ihre Arbeit umlenken. Jeder von uns kennt die große Befriedigung, die mit der Umsetzung von Projekten oder mit künstlerischem Wirken verknüpft sein kann.

Und wenn es nicht die Arbeit ist, dann ist es vielleicht eine intensive Freizeitbeschäftigung oder ehrenamtliche Tätigkeit.

Oft fehlt den mutlosen Mädchen aber auch das: Es ist kein Bereich ihres Lebens eruierbar, der den Eindruck erweckt, ihre Libido könnte dahin abfließen. Die Mädchen beschreiben: einfach nichts. Nur eine innere Leere oder eine seelische Wüstenlandschaft, in der es wenig Leben gibt. Etwas sprachlos bleibt man zurück.

Letztlich wird jede noch so intensive Umlenkung oder Entsexualisierung die Mädchen nicht davor schützen, dass dieser wichtige Bereich des Lebens, des Erlebens und des Sehnens in ihnen wirksam bleibt – und wenn nur in Form eines weiteren Beweises ihrer Lebensuntüchtigkeit und ihrer mangelhaften Ausstattung für dieses Leben. Immerhin ist Sexualität ein aktiver Modus: Wenn er nicht ganz verloren gegangen ist, bleibt etwas Lebendigkeit zurück, die im richtigen Moment doch noch aktiviert werden kann.

In vielen kinder- und jugendpsychotherapeutischen Behandlungen spielt die kindliche und jugendliche Sexualität eine untergeordnete Rolle. Fast hat man den Eindruck, als würde sich die Schere zwischen öffentlicher Sexualisierung und intrafamiliärer Zurückhaltung oder Unsicherheit auch in den Psychotherapien wiederfinden. Spezialisten für die psychosexuelle Entwicklung von Kindern verweigern sich. Doch auch wenn das Thema Sexualität für die mutlosen Mädchen – und ihre Psychotherapeutinnen und Psychotherapeuten – eine große Herausforderung bleibt, sollte es in der Psychohygiene den Platz finden, der ihm individuell gebührt.

Manchmal hilft in solchen Situationen nur ein Schritt zurück. Ein innerer Schritt zurück in der Entwicklung. Wenn man sich kleiner macht, dann werden auch die Anforderungen kleiner – so die Hoffnung der mutlosen Mädchen.

Regression macht Fortschritte möglich

Zu regredieren bedeutet, zurückzugehen und sich zurückzuentwickeln. Regression ist ein seelischer Mechanismus, der uns allen vertraut ist. Er tritt immer dann auf, wenn wir mit Anforderungen konfrontiert sind, die uns ängstigen oder überfordern. Der seelische Schritt zurück heißt, dass Verhaltens- und Erlebnisweisen von früher aktiviert werden.

Im Kindesalter fällt ein Kind angesichts seines gerade geborenen Geschwisterchens zum Beispiel wieder in die Babysprache zurück. Oder es fängt wieder an einzunässen, obwohl es schon längst trocken war. Ähnliche Beobachtungen gibt es auch im Erwachsenenalter, wenn junge Frauen etwa plötzlich Lollis lutschen oder Babynahrung zu sich nehmen. Wenn sich Jungen Mädchen so albern nähern, dass sich diese nur genervt abwenden können. Oder wenn Männer mit einem Schmollmund von ihren Frauen fordern, sie sollten nicht so streng sein.

Regression ist eine wunderbare Strategie, die uns allen hilft, uns wegzuducken und vermeintlich weniger verantwortlich für uns zu sein. In der Psychotherapie macht man sich die Regression zum Verbündeten, weil dahinter die Hypothese steckt, dass nach einem Rückschritt ein Fortschritt möglich wird. Das genau ist die seelische Funktion der Regression. Indem wir uns versichern, dass wir nicht immer die volle Verantwortung für unser Handeln übernehmen müssen, entlasten wir uns und können neuen Schwung nehmen. Für einen erneuten Versuch der Lebensbewältigung.

Pathologische regressive Systeme verharren in der Regression. Für sie gibt es keine Erholung. Kein Schwungholen. Regressiv fixierte Menschen machen wütend. Jeder spürt, dass sie »sich das Leben leicht machen«. Was nicht wirklich stimmt, weil aus der Innensicht jeder Schritt zu viel ist.

Die mutlosen Mädchen sind ein gutes Beispiel für eine regressive Fixierung: Sie verharren in einer emotionalen Position, die aus einer anderen Zeit stammt. Einer Position, die nicht mehr zu ihnen gehört und ihnen nicht mehr zusteht. Diese Haltung kann das Gegenüber wütend machen. Und dennoch: Mutlose Mädchen regredieren auf eine frühere Stufe der Entwicklung. Sie werden seelisch jünger und lehnen eine altersgemäße Verantwortung ab: »Ich bin jünger und kleiner, als du denkst«, lassen sie uns wissen. Sie verbinden damit die implizite Forderung, ihnen nicht zu viel abzuverlangen.

Mit einem regredierten Kind kann man nicht darüber streiten, welcher Zustand oder welche Zuschreibung angemessen ist. Das ist so ähnlich, als würde man sagen: »Du hast keine Schmerzen!« Für den Bereich körperlicher Schmerzen leuchtet es jedem ein, wenn nur das subjektive Maß zählt. Bei seelischen Schmerzen möchten wir mitreden. So schlimm kann es doch wohl nicht sein. Der Satz: »Stell dich nicht so an!« ist nicht weit. Er bewirkt lediglich weitergehende regressive Impulse. Nur die Anerkennung, dass etwas wie eine Mauer oder eine Hürde gerade unüberwindbar erscheint, erlaubt über die Anerkennung eine neue Perspektive. Einem kleinen Kind, das angesichts des neugeborenen Geschwisterchens wieder einnässt, wird man zwanglos eine Windel umbinden, damit das Kind schnell und stolz seine Mutter wieder anstrahlen kann: »Die brauche ich doch nicht, Mama!« Bei einer Jugendlichen, die regressiv verharrt, wird das schwieriger.

Das ist eine Alltagserfahrung: Wenn man einer Idee oder einer Wahrnehmung verbissen nachjagt, dann sieht man keine Alternativen. In diesem Fall ist nur das Wissen um die eigene Einschränkung hilfreich, nicht die Verteidigung der Einschränkung. Wenn jemand auf eine Einschränkung hinweist, reagiert man mit Verteidigung. Wenn die Einschränkung dagegen anerkannt wird, kann man über ihre Grenzen nachdenken.

Die mutlosen Mädchen sind durch ihre Symptomatik regrediert. Alles, was sie ausdrücken und leben, ist Regression. Sie sind nicht altersentsprechend darauf eingestellt, für ihr Leben Verantwortung zu übernehmen. Warum machen sie das? Regression ist erleichternd. Anforderungen werden kleiner. Babykinder müssen nicht wachsen. Wer sagt denn, dass wachsen immer gut ist? »Du bist aber schon groß geworden!« Dieser Satz ist nicht für jedes Kind ein Lob. Denken wir daran, was Chloe beschrieben hat: »Das Leben ist zu kurz, um groß werden zu können.« Großwerden ist manchmal schrecklich. Dieses Gefühl unterschätzen wir bei den mutlosen Mädchen dramatisch. Jeder noch so kleine Vorwurf, der sich damit verbindet, begründet eine Fixierung des Rückschritts. Dennoch ist eine pathologisch fixierte Regression natürlich eine Aufforderung, sie aufzulösen und die Mädchen in eine Progression zu führen.

Wir drehen uns ein wenig im Kreis: Wenn die Welt außerhalb des regressiven Gartens oder des Gefängnisses nicht lockt, werden die Mädchen immer versuchen, das Tor geschlossen zu halten. Gewaltsames oder forciertes Öffnen wird sie nur in den letzten sicheren Winkel ihrer Isolation treiben. Was bleibt, ist eine lockende Aussicht auf mehr Welt, mehr Buntheit, mehr Möglichkeiten. Machen wir uns nichts vor: Diesen Schritt müssen alle kleinen Menschen gehen. Die Freiheit in der Progression ist immer auch mit Anstrengung und Disziplin verbunden. So sind unsere Argumente gegenüber den mutlosen Mädchen nicht so mächtig, wie wir glauben.

Wenn wir anerkennen können, dass Gestaltungsfreiräume nicht nur verlockend sind, wenn wir die damit verbundene Anstrengung nicht verleugnen oder kleinreden, dann ist das geöffnete Türchen für die mutlosen Mädchen auch weniger ängstigend. Durch eine unbedacht aufgestoßene Tür entsteht ein unguter Luftzug. Das befördert den Reflex, die Tür schnell wieder zu schließen. Ein entschlossenes Anklopfen, das auf ein »Nein, jetzt nicht!« mit Respekt reagiert, hat mehr Chancen, beim nächsten Mal ein »Herein« zu hören. Das Gartentürchen erscheint klein und leicht zu überspringen. Aus Sicht der mutlosen, klein gewordenen Mädchen ist es riesengroß.

Der Zeitgeist und unsere historischen Wurzeln

Wir alle leben in einem von uns geschaffenen sozialen Raum mit spezifischen Werten und Regeln. Den Geist, der in diesem Raum lebt, hat uns niemand aufgedrängt. Wir haben ihn nicht nur selbst gerufen, sondern auch selbst geschaffen. In einem dichten Wechselspiel zwischen diesem gesellschaftlichen Zeitgeist und den einzelnen Individuen entsteht ein Gewebe, das uns alle verbindet. Es ist nicht ganz leicht, Verantwortung dafür zu übernehmen. Haben wir doch oft das Gefühl, dass »die anderen« dafür zuständig sind. Oft beklagen wir dann sofort den Verfall der Sitten und machen die anderen dafür verantwortlich. Um besser verstehen zu können, in welche Welt wir die mutlosen Mädchen hineingeboren haben, macht es Sinn, den aktuellen Zeitgeist aufzunehmen.

Die Geschichte des 2. Weltkriegs ist noch in uns lebendig. Sie ist von der schlimmsten Zerstörung geprägt, zu der Menschen in der Lage sind. Der kollektive Versuch, eine ganze Kultur auszulöschen und Menschen aus der Mitte der Gesellschaft massenhaft zu töten, ist nicht spezifisch für uns Deutsche. Doch die Perfektion und das Ausmaß absoluter Destruktion sind einmalig in der Menschheitsgeschichte. Bis heute haben wir eine besondere Verantwortung für diese Geschehnisse. Sie sind verknüpft mit dem Größenwahn, wir könnten uns einen Teil der Welt untertan machen und uns in andere Länder ausdehnen, über die wir ebenfalls unendliches Leid gebracht haben.

Die individuelle Geschichte eines Kindes ist nur umfassend zu verstehen, wenn wir auch in die Biografie der Eltern und der Familie eintauchen. Deshalb ist die Berücksichtigung der historischen Wurzeln unseres Zeitgeists von elementarer Bedeutung. Eine immense Zerstörungswut sowie der kollektive Hass und Sadismus sind Dimensionen, die in uns allen schlummern. Demokratische, friedliche Lebenswelten müssen jeden Tag aufs Neue erarbeitet werden. Die Generation der Kriegskinder hat die größte menschliche Grenzüberschreitung miterlebt, die man sich vorstellen kann. Die damit verbundenen Schuldgefühle sind bis heute wirksam und prägen die Nachkriegsgenerationen. Daraus ist eine besondere Anstrengung erwachsen, die Prämisse »Nie wieder Krieg« tatsächlich zu leben.

Schnell wurde klar, dass die Zeit des Nationalsozialismus wesentlich durch Verdrängung und Verleugnung verarbeitet werden sollte. Dagegen ist dann die 68er-Generation aufgestanden. Sie hat eine Strömung verursacht, die bis heute in Teilen anhält. »Wandel durch Annäherung« wurde zu einem politischen Gebot, das schließlich zur größten Veränderung der Nachkriegszeit führte. Mauern fielen und die Grenzen, die sichergestellt hatten, dass das Böse auf der anderen Seite zu verorten war, öffneten sich.

Nach einem kurzen Glückstaumel stellte sich schnell Ernüchterung ein. Es wurde deutlich, wie stabilisierend das Böse auf der anderen Seite war und dass ab sofort diese Projektion mit und in uns ausgetragen und ausgehalten werden musste. Wenn man sich nicht mehr dadurch stabilisieren kann, dass der Nachbar der unverbesserliche Bösewicht ist, muss man seine destruktiven Impulse mit sich selbst aushandeln. Diese erhöhte Anforderung an die Selbststeuerung wirkt destabilisierend.

Schnell entstehen dann Strömungen, die vermeintlich neue »Feinde« ausmachen. Es bilden sich radikale Strukturen, die sich durch erneute projektive Zuschreibungen an andere Gruppen innerhalb oder außerhalb der Gesellschaft eine Stabilisierung erhoffen. Wenn klar ist, dass unser Wohl beispielsweise davon abhängt, ob und wie viele Ausländer bei uns leben, dann muss sich niemand um seine innere Konflikthaftigkeit kümmern.

Dazwischen fließt der vertraute Strom von mehr Aufklärung, Gleichberechtigung, Kampf gegen den Klimawandel und für eine gendergerechte Anpassung unserer Sprache. Wenn der Zeitgeist ein Kind wäre, dann könnte man sagen, dass dieses Kind auf der Basis einer großen Erblast zunächst versucht hat, sich zu befreien und neue, andere Verhaltensweisen zu etablieren. Dabei gehen manchmal auch wichtige Dimensionen verloren.

Der Versuch, durch radikale Moralisierungen eine neue Ordnung zu schaffen, ist ein massiver Rückschritt in prämoderne Zeiten von Katechismen. Wenn ich die Regeln einhalte, ist alles gut und mir kann nichts passieren. Ohne Regeln gelingt kein Gruppenleben, kein gesellschaftliches Miteinander. Demokratie muss jeden Tag neu ausgehandelt werden. So wie jede Beziehung, auch jede Liebesbeziehung. Unsere Verfassung, unsere Gesetze reichen dafür aus. Jede moralistische Überformung ist Ausdruck von Unsicherheit und ungelebter Aggression.

Die unmittelbare Heftigkeit, mit der es besonders im Netz zu plötzlichen massiven Beschimpfungen kommt, wird zum Ausdruck einer Gesellschaft, die demokratische Grundwerte von Respekt und Toleranz aufkündigt. Es herrscht heute ein Klima, in dem mutlos gewordene Mädchen auf keinen Fall ermutigt werden. Wir leben in einer radikalen, hasserfüllten Welt, die uns allen Angst macht. Gegen diese Form von Hass ist besonderer Mut gefragt. Das ist nicht die Leidenschaft der mutlosen Mädchen. Und nicht ihre Expertise. Wenn wir den aktuellen Zeitgeist erkennen und anerkennen, können wir auch die mutlosen Mädchen besser verstehen und anerkennen.

6 FALLBEISPIELE: WIE GING ES WEITER?

Kehren wir zu den vier prototypischen Mädchen vom Beginn dieses Buches zurück. Emma, Hella, Luisa und Marga haben uns in das Thema der mutlosen Mädchen eingeführt. In den Fallgeschichten ist angeklungen, wie die therapeutischen Verläufe aussahen. Schauen wir uns jetzt genauer an, wie es in der Therapie weitergegangen ist. Nicht alle Mädchen waren bei mir in Behandlung. In diesen Fällen habe ich sie supervisorisch begleitet und in den wöchentlichen Fallbesprechungen im Team gemeinsam mit den Kolleginnen und Kollegen über den Verlauf und anstehende Interventionen nachgedacht. Die mutlosen Mädchen brauchen mehr als andere das gemeinsame Nachdenken.

Emma

Emma war nach dem Klinikaufenthalt in eine therapeutische Wohngruppe gezogen. Von diesem Settingwechsel raus aus dem familiären Umfeld versprechen wir uns bei festgefahrenen Dynamiken immer wieder Besserung. Vor allem ist damit die Hoffnung verknüpft, dass der Verhaltenswechsel, den Patientinnen in der Klinik vollziehen konnten, nunmehr in einer Wohngruppe getragen werden kann. Und dort seine Fortsetzung findet.

Der Erfolg der stationären Behandlung bei Emma war begrenzt gewesen. Da wir Therapeuten immer auf Veränderung angewiesen sind, ist das eine Erkenntnis, die in der gesamten Medizin allen Bemühungen und Strategien zuwiderläuft. Deshalb besteht leicht die Gefahr, dass wir uns Ergebnisse oder Verläufe schönreden. Die Therapeutin des stationären Settings konnte berichten, dass Emma in den Stunden nicht mehr ausschließlich geschwiegen hatte. Die Station war stolz darauf, dass Emma Phasen hatte, in denen sie aufgelockert für alle gekocht hatte. Sie war flexibler und auch körperlich wirkte sie beweglicher.

Wie viel davon war ein therapeutischer Behandlungserfolg und wie viel davon einer freundlichen, wertschätzenden, respektvollen und professionellen Umgebung geschuldet? Wie wenig aussagekräftig die Veränderungen waren, zeigte sich, als es einen Außenschulversuch gab. Die Schule war für Emma beides: ein Ort der Sehnsucht und gleichzeitig ein Ort der maximalen Angst und Anspannung. Alle Symptome schienen sich dort zu verdichten. Emma empfand die Schule wie eine Bühne. Eine Bühne, die ihr maximale Angst bereitete. Schon allein das Gebäude zu betreten, war mit der Angst verknüpft, dass tausend Augen sie anstarren und ihre Defizite sehen würden.

Der Außenschulversuch scheiterte nach zwei Stunden. Emma war wieder in der Klinik – verstummt, erstarrt und gefühlt im völligen Rückfall.

Auch in anderen Bereichen hatte sich – genau betrachtet – nicht viel verändert. Elterngespräche waren nur selten möglich. Immer wieder gab es Psychotherapiestunden, in denen sie verstummt und mutistisch kaum erreichbar war. Wer einmal erlebt hat, wie viel man in einer Psychotherapiestunde besprechen kann, wenn das Gegenüber schweigt, weiß, was seelische Mikrobewegungen sind. Psychotherapeuten sind – mit Ausnahme der nonverbalen Methoden – auf Sprache angewiesen. Tanz-, Bewegungs-, Musik- und Kunsttherapie haben dieses Problem im ersten Schritt nicht. Aber auch bei diesen Therapieformen muss irgendwann in einem bestimmten Ausmaß »verwörtert« werden.

Nur die »Verwörterung« bietet die Grundlage für Verstehen. Bleibt das Erleben in der Therapie beispielsweise auf die körperliche Ebene beschränkt, sind Therapeut und Patient darauf angewiesen zu vermuten, ob eine Übereinstimmung in der Wahrnehmung besteht. Es gehört zu den Alltagserfahrungen, dass ein gemeinsames Erlebnis selbst dann, wenn man sich mit dem teilenden Menschen in großer Übereinstimmung weiß, nicht in Übereinstimmung wahrgenommen wird. Die »Talking Cure« oder »Redekur«, wie Sigmund Freud seine Form der psychoanalytischen Behandlung genannt hat, ist auf Sprache angewiesen. Diese sprechende Medizin kann nur dann wirksam sein, wenn jedes einzelne Wort stimmt.

Etwas vereinfacht gesagt, unterscheiden wir zwei Formen der Psychotherapie: die Verhaltenstherapie und die tiefenpsychologisch orientierten Verfahren. Die Verhaltenstherapie übt veränderte Verhaltensweisen ein, das heißt – bezogen auf die mutlosen Mädchen oder Emma – die Exposition mit ängstigenden Situationen. Tiefenpsychologisch orientierte Verfahren versuchen durch ein Verstehen tiefer liegender Dynamiken und Konflikthaftigkeiten, mit den Mädchen ein Verständnis ihrer unbewussten Motive zu erarbeiten. Je bewusster diese seelischen Abschnitte werden, desto eher können die Mädchen das Steuer übernehmen. In der Regel wird man bei den mutlosen Mädchen eine Mischung beider Therapieformen anwenden. Verstehen allein erzeugt nicht genügend Veränderungs- und Steuerungsfähigkeit, und Üben allein überwindet keine inneren seelischen Gesetze.

Emma hat das gesamte Behandlerteam immer wieder in tiefe Ratlosigkeit versetzt. Fantasien von Bootcamps tauchten auf: Müsste man Emma nicht zwingen, ihre ängstliche Zurückhaltung aufzugeben? Wenn sie einfach über ein Seil gehen müsste, weil es keinen anderen Weg gibt – würde sie nicht dann erleben, was sie alles kann? Unsere ethisch-moralische Haltung unseren Patientinnen gegenüber verbietet die Anwendung von Gewalt – in welcher Form auch immer. Das ist eine gute Entwicklung, zumal Formen der Gewalt in der Kinder- und Jugendpsychiatrie immer noch vorkommen – und manchmal auch nicht zu verhindern sind. Darüber hinaus muss man sich bei solchen Fantasien die Frage stellen, was geschieht, wenn Emma auch an solchen Aufgaben scheitert. Wenn sie beispielsweise am Seil stehen bleibt und erstarrt. Dann erlebt sie einmal mehr ein Scheitern.

Wichtig ist: Solche Fantasien bei Professionellen sind erlaubt. Nicht um sie umzusetzen, sondern um zu verstehen, wie verzweifelt das gesamte Umfeld ist und welche aggressiven Fantasien die mutlosen Mädchen auslösen können. Und welches aggressive Potenzial in den Mädchen steckt. Das verweist immerhin auf die Kräfte, die in ihnen stecken. Es sind die Kräfte, die die Mädchen gefangen halten. Unsere Hoffnung ist, sie in konstruktive Bahnen umlenken zu können.

Nach vielen Jahren Berufserfahrung hat man manchmal demütig und bescheiden den Eindruck, dass uns letztlich nichts anderes übrig bleibt, als Patienten – unabhängig von ihrer Diagnose – freundlich und nachhaltig zu bitten, sich zu ändern. Flankiert durch unser Wissen um die Entstehung ihrer Symptome beziehungsweise den seelischen roten Faden, der sie dorthin gebracht hat, wo sie heute stehen, und begleitet durch Übungsvorschläge und Medikamente.

Emma bleibt auch nach drei Monaten stationärer Behandlung in allen neuen Situationen nahezu unverändert. Die Klinik kann und darf keine Dauerlösung sein, zumal das Leben dort in dem maximal geschützten Rahmen nicht der Wirklichkeit entspricht. Selbst die Klinikschule ist kein dauerhafter und kein sinnvoller Ersatz für eine Regelschule.

Die Wohngruppe gibt Emma zunächst Zeit. Zeit, sich einzuleben und sich an die neuen Menschen, die neuen Strukturen und die neue Umgebung zu gewöhnen. Ähnlich wie in der ambulanten Psychotherapie. Es geht darum, sich kennenzulernen, sich einzugewöhnen und miteinander vertraut zu werden. Im Nu sind Monate ins Land gegangen. Nach wie vor ist Emma verstummt, erstarrt, kommt aber mit den Mitbewohnerinnen und Mitbewohnern gut zurecht. Man mag sie und achtet ihre Besonderheit.

Patienten, die wie Emma nicht reden, bringen die sprechende Medizin – wie gesagt – schnell an ihre Grenzen. Das Psychodrama, eine psychotherapeutische Methode, die von dem österreichischen Arzt Jacob Levy Moreno entwickelt wurde, verwendet die bereits beschriebene Technik des »Doppelns«. Dabei stellt sich die Psychotherapeutin hinter oder neben ihre Patientin und sagt in Ich-Form, was gemäß ihrer Einfühlung in der Patientin vorgeht. Wenn diese Technik von der Patientin nicht als zu invasiv empfunden und abgewehrt wird, ist es eine schnelle Methode, um zumindest zu verdeutlichen, dass man sein Gegenüber verstanden hat. Im Hintergrund steht immer die vorher veröffentlichte Abmachung, dass die Patientin jederzeit die Möglichkeit hat, das Gesagte richtigzustellen. An dieser Stelle gibt es die Gefahr, dass gerade Mädchen wie Emma sich das nicht trauen. Hier ist psychotherapeutische Expertise gefragt, um eine Situation angemessen einzuschätzen.

Mit der Methode des Doppelns kann man auch in einen Dialog eintreten, in dem man für die Patientin spricht, um dann vom eigenen Platz aus wieder als Therapeut darauf zu antworten. Immerhin gelingt es auf diese Weise, dass die Dinge einen Namen bekommen.

Die Methode des »Open Staff« bezieht sich auf therapeutische Teams, die in Gegenwart von Patienten über diese sprechen. Auch in diesem Rahmen haben die Patienten die Gelegenheit, zu widersprechen und Dinge richtigzustellen. Das führt in stationären Settings dazu, dass Patienten immer wissen, was therapeutisch über sie gedacht wird. Diese Transparenz erzeugt eine besondere therapeutische Allianz zwischen den Kindern und Jugendlichen und den Teams.

Emma reagiert auf das Doppeln eigentlich so wie immer: Sie nimmt das Verstehen zur Kenntnis und korrigiert wenig. Doch zumindest die Psychohygiene der Psychotherapeutin ist ein wenig entlastet. Große Veränderungen stellen sich auch dadurch nicht ein.

Die Vehemenz der Symptomatik von Emma ist ohne die Vorstellung einer Traumatisierung nicht vorstellbar. Ihre ausgeprägte Starre und ihre immer wieder aufkommenden Tendenzen zur Selbstverletzung lassen uns immer wieder darüber nachdenken. Unwillkürlich behandeln wir Emma von Beginn an in einem Team, das sowohl im ambulanten als auch im stationären Setting zusammenarbeitet. Emma braucht mehr als eine einzelne Therapeutin, die ganz auf sich gestellt ist. Die Therapeutin bedarf der Unterstützung durch ein Team, das die Sitzungen gemeinsam reflektiert und die Verantwortung gemeinsam trägt.

Eine neue Runde der Überlegungen bezüglich einer veränderten medikamentösen Behandlung beginnt. Wir lassen nichts aus, wollen nichts übersehen. Aus der Klinik war Emma mit einer antidepressiven und einer anspannungsreduzierenden Medikation entlassen worden. Emma selber kann in Bezug auf das Antidepressivum keine Veränderung beschreiben. Vielleicht ist sie insgesamt etwas stimmungsstabiler, aber als aufgehellt im eigentlichen Sinn beschreibt sie sich nicht. Das Neuroleptikum zur Reduzierung ihrer Anspannungszustände scheint subjektiv schon hilfreich zu sein, von außen ist das kaum zu beurteilen. Das Dilemma bleibt. Sie verträgt die Medikamente gut, gibt keine Nebenwirkungen an und hat in Bezug darauf keine Veränderungswünsche. Nach intensiven Überlegungen lassen wir die Medikation unverändert. Eine Destabilisierung durch Veränderungen an dieser Stelle möchten wir nicht riskieren.

Als sich die Wohngruppe schließlich ebenfalls am Ende ihrer Möglichkeiten sieht, taucht die Frage einer erneuten stationären Behandlung auf. Intervallbehandlungen sind bei schweren Verläufen von psychischen Erkrankungen sinnvoll. Letztlich haben wir auch keine andere Wahl. Wir werden versuchen, eine Bedingung an diesen Aufenthalt zu knüpfen: Schulbesuch vom ersten Tag an. Psychotherapeutische Systeme haben manchmal die Unart, dem Umstand zu viel Zeit einzuräumen, dass man sich an ein neues Umfeld erst gewöhnen muss. Wenn Emma erst in der Klinik ist und sich dort eingelebt hat, wird die Hürde, wieder in die Schule draußen in der Stadt zu gehen, schnell unüberwindbar hoch sein. Wir versuchen, diese Gefahr mit nur einer Bedingung überwinden. Wir sind optimistisch. Die Verknüpfung des Klinikaufenthalts mit der Wiederaufnahme des Schulbesuchs geschieht im Auftrag von Emma.

Luisa

Luisa hat vor knapp einem Jahr von einem stationären in ein ambulantes Setting gewechselt. Die Mutter arbeitet ihre Themen in einer Müttergruppe auf. Dort versteht sie, dass jede Form von Bedrängnis – und Luisa versteht fast jeden Annäherungsversuch so – zu noch mehr Rückzug bei ihrer Tochter führt. Luisas Mutter übt ein Laufenlassen ein. Sie bemüht sich, allerdings ist sie zwischendurch immer wieder zutiefst verzweifelt und sieht keine Zukunft für ihre Tochter. Die ambulante Psychotherapeutin von Luisa, bei der die Mutter immer wieder nach Terminen fragen muss und sich deshalb nicht erwünscht fühlt, beruhigt und stoppt sie immer wieder. Die Therapeutin sieht kleine Schritte der Entwicklung.

Von außen betrachtet, wiederholt sich hier ein Phänomen, das wir schon bei Emma gesehen haben. In der unmittelbaren therapeutischen Beziehung entsteht dadurch, dass sich Themen verändern, der Eindruck, dass sich etwas bewegt. Im wirklichen Leben verwahrlost Luisa aber immer mehr, bekommt einen komplett verschobenen Tag-Nacht-Rhythmus, wäscht sich kaum noch und putzt sich die Zähne nicht mehr.

Das nächtliche Spielen und Chatten ersetzen das Leben und bietet Grund genug, tagsüber zu schlafen. Wenn das Leben in der Nacht stattfindet, gibt es keinen Anlass, sich ihm tagsüber zu stellen. Nachts ist alles anders. Das Leben fühlt sich anders an. Die Nacht ist verknüpft mit dem Ausleben von Fantasien, mit Freiheit und Grenzüberschreitung. Der Tag ist dazu da, das Leben zu bewältigen. Luisa hat die Nacht zum Tag gemacht, ohne dass es nachts etwas zu bewältigen gäbe. Die Decke, die sie sich tagsüber über beide Ohren zieht, und die Vorhänge, die kein Licht hereinlassen dürfen, unterstützen ihre verdrehte Welt. Allzu oft reagieren Eltern auf diese Umkehr des Tag-Nacht-Rhythmus moralisierend und Psychotherapeuten nachlässig. Selbst in der Klinik ist die morgendliche Verweigerung von Patienten ein schwieriges Thema.

Im Gegensatz zu diesem Feststecken in verkehrten Rhythmen kann Luisa plötzlich und unvorhersehbar unter die Dusche gehen und sich zurechtmachen, um sich mit den wenigen verbliebenen Freundinnen zu treffen oder einen Termin bei ihrer Therapeutin oder dem Nagelstudio wahrzunehmen. Es wäre jetzt ungerecht, die beiden Termine qualitativ auf eine Ebene zu stellen. Angesichts der Willkür und Unvorhersehbarkeit des Verhaltens wird man allerdings von dieser Fantasie gestreift. Warum gelingt ihr die Aktivität nicht regelmäßiger?

Den Aspekt der Verweigerung aufzugreifen und inhaltlich in der Therapie zu bearbeiten, ist eine besondere Herausforderung. Vorschnell thematisiert, fühlen sich die Mädchen zutiefst missverstanden. Luisa lebt in dem Gefühl, mit jedem Schritt hinaus in die Welt hoffnungslos überfordert zu sein. Vor allem hat sie kein Gefühl dafür, irgendetwas an ihrer Symptomatik selbst »gemacht« oder verursacht zu haben. Im Gegenteil: Ihr Gefühl, einer feindlichen, verständnislosen Umwelt ausgeliefert zu sein, ist tief in ihrer Seele verankert.

Wenn man eine ausreichend tiefe und stabile psychotherapeutische Beziehung hat, kommt man nicht umhin wahrzunehmen, dass die Beziehungsgestaltung der mutlosen Mädchen destruktiv ist. Man bewegt sich auf eisglattem Untergrund. Auch hier würde Luisa immer zurückmelden, dass sie will, aber nicht kann. Und dennoch: Das Ausschlagen der helfenden Hand ist offensichtlich. Die Kunst ist es, als Therapeut trotz dieser Deutung nicht aus dem Kontakt zu gehen und einen Kontaktabbruch auch nicht zuzulassen.

Die Deutung »Ich strecke meine Hand aus, die du regelmäßig ausschlägst« ist eine der wenigen Möglichkeiten, mit denen Luisa ihren eigenen Anteil, nämlich ihre Verweigerungshaltung, und zugleich ihre eigene Kraft entdecken könnte. Sie müsste dann geradezu Angst vor sich selbst bekommen. Und hätte außerdem die Chance, mit diesem intimen Wissen über sich selbst nicht allein zu sein. Wenn Luisa erlebt, dass das Verstehen ihrer verweigernden Anteile nicht mit einem Vorwurf verknüpft ist und auch nicht mit einem erschöpften Beziehungsabbruch einhergeht, kann eine neue

Beziehungserfahrung und eine neue Erkenntnis über sich selbst wirksam werden. Und Luisa könnte sehen, dass ein Verhalten oder eine Wahrnehmung nicht nur von realen in der Außenwelt befindlichen Angstquellen, sondern von ihren inneren Bedingungen abhängig ist. Diese Erfahrung schafft mehr Freiraum. Wenn man spürt, dass man seine Angst vor dem Außen nach innen verlagert hat und sich deshalb verweigert, hat man den Freiraum, seine Verweigerung aufzugeben.

Das klingt sehr viel leichter, als es ist. Denn leider schlägt uns dabei das Phänomen des Wiederholungszwangs gern ein Schnippchen. Ein Phänomen, das sich niemand gerne eingesteht und uns allen dennoch als Alltagsdimension bekannt ist. Wie oft haben wir uns schon vorgenommen, im Kontakt mit einem bestimmten Menschen Verhaltensweisen an uns, die wir nicht so gern mögen, abzulegen? Wir sind mit dem festen Entschluss zu einem Treffen gekommen, es dieses Mal anders zu machen. Und im direkten Kontakt mit diesem Menschen – oft ist es der Vater, die Mutter oder ein Geschwisterkind – ist der Vorsatz plötzlich wie weggeblasen, als hätten wir nie über eine Veränderung nachgedacht.

So dysfunktional uns Wiederholungszwänge auf den ersten Blick erscheinen: Wie so vieles Zwanghafte braucht unsere Seele offensichtlich immer wieder das Vertraute. Das bedeutet für den therapeutischen Kontakt mit Luisa, dass an dieser Stelle das geduldige Durcharbeiten mit den sich stets wiederholenden Anlässen weitergehen muss. Das könnte der Moment sein, an dem man über eine Frequenzerhöhung der Behandlung nachdenken kann oder sollte.

Die normale Frequenz einer Psychotherapie ist eine Stunde pro Woche. Die Psychotherapierichtlinien lassen für die meisten Verfahren außerhalb des psychoanalytischen Settings keine andere Häufigkeit zu. Diese mangelnde Flexibilität ist nicht sinnvoll. Phasen einer höher frequenten Behandlung – zum Beispiel bei besonderen schulischen Anforderungen –, die sich mit Phasen von niedriger Frequenz abwechseln können, wären eigentlich zeitgemäß und den Kindern und Jugendlichen angemessener. Eine Behandlungsphase, in der schwierige Themen Inhalt sind und sein müssen, hat dann sinnvollerweise bis zu drei Stunden pro Woche. Die höhere Frequenz ist keine Garantie dafür, dass Luisa mehr verstehen und aufgreifen kann. Meine Erfahrung in der Behandlung von mutlosen Mädchen ist in diesem Zusammenhang, dass der hartnäckige Widerstand, etwas zu verändern, mit psychotherapeutischer Unermüdlichkeit und Hartnäckigkeit beantwortet werden muss.

Luisa ist bei einer Therapeutin, die nicht so flexibel arbeiten kann. Dann müssen manchmal äußere Veränderungen greifen, die zwar nicht von Luisa initiiert worden sind, in denen sie aber aufgreifen konnte, was ihr entgegengebracht wurde: Eine Freundin der Familie sucht eine Nachmieterin für ihre Wohnung und fragt nach, ob das nicht etwas für Luisa sein könnte. Luisa wird aktiver und schaut sich die Wohnung an. Sie entschließt sich, demnächst von zu Hause auszuziehen, wenn auch offen bleibt, was »demnächst« genau heißt. Auskunft darüber, wie sie sich ihr Leben dann vorstellt, gibt sie wie immer nicht. Die Eltern haben gelernt, dass sie besser nicht nachfragen. Sie halten die Zweifel aus und klammern sich an eine kleine Hoffnung.

Luisa hat schon einen langen Behandlungsverlauf hinter sich. Und dann überrascht sie plötzlich alle damit, dass so ein großer Schritt wie ein Auszug von zu Hause und die Aufnahme eines eigenen selbstbestimmten Lebens möglich werden. Die Mikroschritte, die uns zwischendurch verzweifeln lassen, summieren sich völlig unvorhergesehen zu einem großen Schritt ins Leben.

Marga

Marga ist nunmehr seit vier Jahren bei mir in Behandlung. Sie war zu Beginn der Therapie immer wieder von der Hoffnung getragen, dass ein Umgebungswechsel Erleichterung bringen könnte. In ihrer Schule und in ihrer Klasse fühlte sie sich extrem unwohl. Immer wieder hatte sie das Gefühl, ausgegrenzt zu werden und eine nerdige Außenseiterin zu sein, von der alle nur abschreiben wollten. Das führte bei Marga von Anfang an zu unsäglicher Wut. War sie im direkten Kontakt ein ausgesprochen leises gehemmtes Mädchen, wurde sie bei den Schilderungen ihrer Mitschüler extrem wütend. Fast zischend beschrieb sie unter Tränen immer wieder, wie schrecklich die anderen Kinder seien. In meinem Schreck, ja, Entsetzen über diesen heftigen Affekt wurde deutlich, wie existenziell diese Gefühle für Marga sein mussten. Ich verstand nicht gleich, wie sehr diese Wut Ausdruck einer endlosen Paranoia von Marga waren.

Paranoia, also Verfolgungswahn, ist eine menschheitsimmanente emotionale Dimension, die sich keineswegs in einem Wahn äußern muss. Jeder von uns kennt Situationen der Unsicherheit im Kontakt mit anderen Menschen, in denen diese Unsicherheit dazu führt, dass die Frage auftaucht, ob andere uns wohlgesonnen sind. Diese Befürchtung kann schnell übergehen in eine verallgemeinernde Wahrnehmung »der Anderen« – gerade in beruflichen Kontexten oder anonymen Gruppen – und kann im Folgenden mit Fantasien über zusammenhängende Systeme angereichert werden, die uns verfolgen. So entstehen Feindbilder wie »das Jugendamt«, »die Schule«, »die Krankenkasse« oder »die Politik«. Marga war nicht davon abzubringen, dass die anderen Schüler und später auch die Lehrer es auf sie abgesehen hätten.

Da mir das Leid von Schülerinnen und Schülern vertraut ist und ich keine Möglichkeit habe, direkt mit der Klasse zu interagieren und zu intervenieren, um Marga aus einer vermuteten paranoiden Wahrnehmung herauszuführen, habe ich einem Schulwechsel zugestimmt. Oft sage ich Kindern, die sich einen Schulwechsel wünschen, dass sie ihren Rucksack voller Probleme dorthin mitnehmen. Damit das nicht sofort zu einem Machtkampf führt, schlage ich vor, zunächst die Probleme vor Ort zu lösen und dann erst den Schulwechsel vorzunehmen. Die Kinder haben dann nicht das Gefühl, dass ich mich ihnen in den Weg stelle, und können sich oft darauf einlassen. In der Regel erlebe ich dann, dass nach erfolgreicher Bewältigung der Schwierigkeiten kein Wunsch mehr nach einem Wechsel besteht.

Marga konnte sich darauf nicht einlassen. Sie war von ihrer Wahrnehmung überzeugt. Ich habe die vollständige Dimension dieser paranoiden Wahrnehmung zunächst nicht überschaut. In der Hoffnung auf eine positiv korrigierende Erfahrung war auch ich von der Hoffnung getragen, ein neues soziales System würde die Paranoia entkräften und Marga helfen.

Das neue Schuljahr hatte noch nicht lange begonnen, da berichtete Marga, dass sie morgens vor der Schule zunehmend in Angstzustände geraten würde. Wenn es nicht eine Freundin geben würde, der sie sich mühsam anschließen könnte – sie würde nicht mehr zur Schule gehen. Die eigentlich positive Erfahrung mit ihrer Volleyballmannschaft kompensierte die morgendliche Qual kaum. Marga war weiterhin davon überzeugt, dass die Welt schlecht zu ihr war. Ihre Schwerhörigkeit war gefühlt so massiv auf ihre Seele übergesprungen, dass sie nichts mehr verstand. Die Tage wurden schwieriger. Wir mussten uns etwas einfallen lassen.

Wenn ambulante Therapeuten nicht mehr weiterwissen und Symptome immer schlimmer werden, muss über eine stationäre Behandlung nachgedacht werden. In unserem Setting hat das den Vorteil, dass ich sowohl in der Praxis als auch in der Klinik tätig bin – dort nicht als Psychotherapeut – und unsere Patienten in beiden Settings erleben kann.

Auch in der Klinik tat sich Marga erwartungsgemäß schwer. Da in einem derart wertschätzenden Klima nur mit größter Anstrengung paranoide Zuschreibungen aufrechterhalten werden können, war Marga mit der Freundlichkeit aller Menschen in der Klinik konfrontiert. Das warf sie auf sich selbst zurück. In einem heilsamen Prozess musste sie sich mit ihrer Angst auseinandersetzen. Ihrer Angst davor, sich zu zeigen und gesehen zu werden. Ihrer Angst vor der eigenen Triebhaftigkeit, dem eigenen Wollen und dem Impuls, sich zu verteidigen. Marga löste dies unter anderem, indem sie allen ihre Backkunst zur Verfügung stellte. Sie zog sich anders an, war sichtbarer, bunter. Aus der unsichtbaren Marga wurde zaghaft ein Schmetterling, der bisweilen seine Flügel ausbreitete und umhergaukelte.

Der beschützte Rahmen der Klinik ist endlich. Das ist notwendig. Manchmal schmerzlich. Wie wäre es, wenn wir unseren Kindern immer solche personalintensiven wertschätzenden Rahmenbedingungen anbieten würden? So war ich der Psychotherapeut, der den Abstieg in das Grau des Alltags begleiten durfte. Musste. Für Marga war der Aufprall hart. Die Schule war für sie gestorben. An die Mädchen vom Volleyball fand sie keinen Anschluss mehr. So waren wir wieder bei: »Nichts lockt dich, Marga, die Welt ist nicht interessant für dich.« Oder: »Du möchtest mit allem und allen nichts zu tun haben.« Darüber konnten wir mehr und mehr die Verweigerung in den Blick nehmen. Ein sehr mühsamer therapeutischer Weg des Durcharbeitens begann. In jeder Stunde begann der Zirkel von Neuem.

Marga hatte einen erneuten Schulversuch aufgenommen. Einer, der sie über ein langes Praktikum mit reduzierter Schule dennoch zum Abitur führen sollte. Die alte paranoide Angst hatte wieder

Raum bekommen. Jede Therapiestunde begann fast ritualisiert mit Berichten, in denen Marga von Mitschülern, Lehrern oder Praktikumsanleitern schlecht behandelt worden war. Meine Aufgabe war es, diese Kreisläufe geduldig aufzulösen. Unterstützung bekam ich von einer therapeutischen Wohngruppe, in die Marga zwischenzeitlich gezogen war. Auch die Mitarbeiter dort waren schnell darin einbezogen, dass Marga überall in ihrer Umwelt böswillige Verfolger vermutete. Sie blieben aber professionell geduldig.

Das Zauberwort der nächsten Behandlungsphase hieß: Antizipation. Mehr und mehr erwartete ich von Marga, dass sie sich vor der Begegnung mit Menschen auf die Gefahr dieser sich selbst ausgrenzenden Wahrnehmung einstellte. Wir versuchten, ein »Prinzip der roten Flagge« einzuführen. Immer dann, wenn Marga das Gefühl hatte, die anderen seien ihr nicht wohlgesonnen, sollte diese Warnung innerlich sichtbar werden und sie in die Realität zurückführen. Klingt einfach und ist sehr mühsam.

Immerhin waren dann auch solche Gefühle möglich wie Interesse. Interesse an einem Mädchen, das eine Freundin werden könnte. Und auch ein Junge erschien Marga so interessant, dass sie ihn in einem Chat kontaktierte. Zarte Pflanzen der Gesundung, die den Therapeuten zufriedenstimmen. Gleichzeitig muss man aufpassen, das weitere Durcharbeiten darüber nicht zu vernachlässigen.

Ich gehe davon aus, dass Marga ihren Schulabschluss schaffen wird. Ein Freundeskreis ist schon jetzt entstanden und trifft sich in unterschiedlichen Settings, auch in der Wohngruppe von Marga. Wir werden noch eine Weile brauchen. Aber dafür sind wir ja da. Wenn mich die Kraft zu verlassen droht, dann versetze ich mich immer in Margas Lage. Dann ist die Welt sehr kompliziert und bisweilen bedrohlich. Beides stimmt. Als Psychotherapeut stehe ich immerhin auf der Seite der Handelnden. Und Handeln erleichtert und mildert das Aushalten ab.

Eine kurze Reflexion zur Psychotherapie

Es ist deutlich geworden, wie sehr sich jede therapeutische Bemühung an den mutlosen Mädchen abarbeiten muss. Es gibt keine schnellen Lösungen. Überhaupt ist Tempo Gift für diese Mädchen. Und für ihre Therapeuten. Auf der anderen Seite ist Abwarten, Zuhören und Verstehen auch keine Option.

Das verschlungene und verknotete seelische Geflecht aus Angst, Schüchternheit, mangelndem Selbstwertgefühl, Herabgestimmtheit und extremer Hemmung lässt sich nicht so leicht entwirren. Kaum hat man das Knäuel, das Wuling, an einem Ende etwas gelöst, werden weitere Verknotungen sichtbar. Die Psyche besteht nicht aus Schichten, die sich der Reihe nach aufarbeiten lassen. Das Durcheinander bei den mutlosen Mädchen ist komplexer.

Die Verzweiflung, die alle erfasst, die mit diesen Mädchen zu tun haben, macht auch vor den Psychotherapeuten nicht halt. Das ist wichtig anzuerkennen – und manchmal schwer auszuhalten, vor allem wenn Eltern vorwurfsvoll werden und realisieren, was für ein inhaltlicher und ökonomischer Aufwand betrieben werden muss. Und natürlich sind auch Psychotherapeuten ungern erfolglos. Dann besteht die Gefahr, dass die Ausweglosigkeit am Ende doch den Mädchen zugeordnet wird – mit dem Argument, dass sie doch zu krank sind oder nicht wirklich etwas verändern möchten.

Leider blickt das kinder- und jugendpsychiatrische System immer noch und immer wieder misstrauisch auf Kinder und Jugendliche. Besonders auf die, die sich mit Veränderungen sehr schwertun. Dann greifen immer noch sanktionierende Maßnahmen, »Konsequenzen« genannt, die beispielsweise Beurlaubungen oder Unterbrechungen der Behandlung, die die eigene psychotherapeutische Zuständigkeit verlagern, irgendwo hin delegieren.

Psychotherapie mit den mutlosen Mädchen erfordert Geduld und Kreativität. Immer wieder sind neben der eigentlichen psychotherapeutischen Behandlung auch ungewöhnliche Maßnahmen notwendig. Dazu gehören der intensive Einbezug der Eltern ebenso wie Gespräche mit Schulen oder runde Tische mit Wohngruppen und Jugendämtern. Wer als Psychotherapeut auf eine spezielle Abstinenz angewiesen ist, wird damit nicht gut zurechtkommen. Die Mädchen bekommen mehr von uns mit als nur, dass wir in unserem Therapiezimmer immer auf demselben Stuhl sitzen. Sie erleben unser Handeln, unsere Ratlosigkeit und die Notwendigkeit, uns mit Kolleginnen und Kollegen zu beraten oder Hilfe zu holen. Wenn das authentisch und reflexiv gelingt, ist nichts zu befürchten.

Auch im Rahmen der Psychotherapierichtlinien muss man für die Mädchen kämpfen. Die notwendige lange Dauer der Behandlung macht aufwendige Verlängerungsanträge notwendig, die so begründet sein müssen, dass Höchstgrenzen überschritten werden können und müssen. Der lange Verlauf geht oft damit einher, dass die Mädchen das 18. Lebensjahr erreichen. Dann entsteht eine wichtige Frage: Erleben die Mädchen, dass Therapeuten froh sind, sie in das erwachsene System abzugeben? Oder nutzen Therapeuten die Möglichkeit, die Mädchen bis zum 21. Lebensjahr weiterzubehandeln?

Oft ist es sinnvoll, sich von seinem Kinderarzt, seiner Kinder- und Jugendpsychiaterin oder seinem Kinder- oder Jugendlichenpsychotherapeuten zu verabschieden, weil der Übergang in das erwachsene Leben mit einer entsprechenden Verantwortungsübernahme verknüpft sein sollte. Psychotherapeuten im Erwachsenenbereich sind es gewohnt, weniger zu versorgen als die Kollegen, die mit Kindern und Jugendlichen arbeiten.

Es kann aber auch sein, dass das profunde Wissen um die Entwicklung eines Menschen aus eigener Anschauung dazu führt, dass diese Patienten besser dort aufgehoben sind, wo alles angefangen hat. Insbesondere die mutlosen Mädchen gehören zu der Gruppe, bei denen die Entwicklung im Rahmen einer verlängerten Adoleszenz mindestens bis zum 25. Lebensjahr andauert.

Ich gehöre nicht zu denjenigen, die solche Verlängerungen vorschnell pathologisieren. Habe ich doch gelernt, dass jedes Kind vom Säuglingsalter an seine Zeit braucht. Solange das Ziel einer Verselbstständigung nachvollziehbar nicht aus dem Blick gerät und die Prognose dies hergibt, sollte es für entsprechend verlängerte psychotherapeutische Prozesse Raum geben, gern auch bei Behandlern aus dem Kinder- und Jugendbereich.

Psychotherapie darf allerdings nicht das Leben ersetzen. Sie muss das Leben ergänzen, unterstützen und verstehen und Auswege aus dem Dilemma aufzeigen. Und sie sollte endlich sein. Im realen Leben kommt den Eltern und Familien eine besondere Rolle zu. Das konkrete In-das-Leben-Finden gelingt nur im Zusammenspiel mit dem Familiensystem. Deshalb brauchen auch Familien Auswege aus dem Dilemma. Alle brauchen einen Ausweg – vor allem die Mädchen, aber auch die betroffenen Eltern, Familien und Lehrer.

7 AUSWEGE AUS DER MUTLOSIGKEIT

Mutlosigkeit braucht als Gegenpol Hoffnung. Wenn die Weltsicht allerdings zutiefst hoffnungslos ist, kann auch die beste von außen herangetragene Hoffnung nichts bewirken, weil sie die Mutlosigkeit und die Angst nicht durchdringen kann. Die mutlosen Mädchen zucken vor jeder expansiven Regung zurück, meiden und verweigern sie. An hoffnungsvolle Szenarien glauben sie nicht. Und dennoch ist das Einzige, was ihnen hilft, mutiger zu werden. Es geht also weniger darum, noch mehr vermeintlich attraktive Szenarien für das Mädchen zu entwickeln, die schon beim ersten Anlauf zurückgewiesen werden, sondern den Fokus auf die emotionale Dimension von Mut zu legen.

Die meisten Mädchen sagen, sie wünschen sich mehr Mut. Wenn das so ist, dann kann und muss man Mut üben. Am besten an Themen, die mit der eigentlichen Mutlosigkeit nichts zu tun haben. Es hilft den Mädchen also nicht, sie dazu zu bewegen, wieder mutig in die Schule zu gehen, sondern vielmehr, eine Liste zu erstellen, in welchen Bereichen des täglichen Lebens denn überhaupt Mut fehlt. Wichtig ist dabei auch, der Frage nachzugehen, ob Mut eine lohnende innere Dimension für die Mädchen ist.

Ein kleines Kind, das mutlos ist, wird man immer wieder vorsichtig ermuntern und es – vielleicht auf kleinen Umwegen – auf das Ziel hinführen. Allerdings darf man sich nichts vormachen: Eine Annäherung an manche Ziele gelingt nur bedingt, und letztlich muss der Sprung vom Drei-Meter-Brett erfolgen. Das mutlose Kind wird stehen bleiben und umkehren. Beim Fallschirmspringen gibt es Tandemsprünge. Aber dieses Modell lässt sich nicht auf alle lebensweltlichen Situationen übertragen.

Bei trennungsängstlichen Kindern kann es hilfreich sein, wenn die Mutter bis zur Klassentür kommt und draußen wartet. Die Erfahrung zeigt aber auch, dass sich Trennung nur bedingt »verdünnen« lässt. Irgendwann muss der Abschied einfach erfolgen. Bei einem Teil der mutlosen Kinder hilft manchmal ein Schubs. Das Problem ist allerdings, dass man nie vorhersagen kann, bei welchen Kindern der Schubs unterstützend wirkt und bei welchen nicht. Für die, bei denen der Schubs nicht hilft, gilt in aller Regel, dass die Symptomatik nach dem Schubsversuch schlimmer ist als vorher. Das darf uns dennoch nicht davon abhalten dranzubleiben. Manchmal aus größerer Entfernung.

Die Basis: Mutlose Mädchen brauchen mehr Raum

Es klingt paradox: Wie soll man jemandem, der einfach stehen bleibt, sich nicht weiterbewegt und damit alles blockiert, noch mehr Raum geben? Der intuitive elterliche Impuls funktioniert anders: »Wir dürfen uns das nicht gefallen lassen« oder »Wir haben sie zu sehr verwöhnt.« Das sind Sätze, die Eltern durch den Kopf gehen.

Raum zu geben, bedeutet nicht zurückzuweichen. Es bedeutet zunächst nur die Anerkenntnis von Grenzen. Wir unterstellen den Mädchen nicht, dass sie zu faul sind oder sich nur verweigern. Wenn diese Grundannahme stimmt, kann die Grenze der Verhaltensmöglichkeiten der Mädchen nur anerkannt werden. Niemand würde auf die Idee kommen, über einen Grenzzaun einfach hinwegzusteigen. Man braucht aber auch nicht davor Reißaus zu nehmen. Ein angemessener Abstand schafft Raum. Darum geht es auch bei den mutlosen Mädchen. Ihnen Raum zu geben, heißt, ihren Zustand als Ausdruck innerer Not anzuerkennen.

Die Angst vieler Eltern, diese Haltung könnte dazu führen, dass sich die Mädchen noch mehr fallenlassen und noch weiter regredieren, untermauert die Wahrnehmung der Mädchen: »Ihr traut mir nicht.« Oder: »Ihr traut mir nichts zu, ihr glaubt nicht an mich!« Das sind die inneren Sätze, mit denen die Mädchen auf Enge und Bedrängnis antworten müssen. Wer nicht an seine Tochter glaubt, hat verloren.

Diese Erfahrung gilt für Liebesbeziehungen generell. Niemand würde dem widersprechen, dass der Glaube und das Vertrauen in den jeweils anderen die entscheidende Grundlage für anhaltende Liebe ist. In unseren Liebesbeziehungen zu unseren Kindern ist das nicht anders. Natürlich sind diese Liebesbeziehungen anders, weil Sexualität als weitere wichtige Grundlage von partnerschaftlicher Liebe nicht vorkommt. Der Kern aber ist ähnlich: Wer seinem Liebespartner nicht vertraut oder nichts zutraut, hat verloren. Entwicklung entsteht nur durch Zutrauen.

Raum zu geben, ist also eine wichtige Voraussetzung, um Auswege aus der Mutlosigkeit zu schaffen. Dieser Raum muss individuell gestaltet werden. Ist er zu groß, verliert sich das Mädchen. Ist er zu klein, entsteht ein Gefängnis.

Raum zu geben, mag manchen als Metapher nicht konkret genug sein. Worauf es dabei ankommt, ist die Haltung. Die innere Haltung ist in der Psychotherapie mit Familien essenziell. Dazu zählt auch alles, was nicht gesagt, sondern nur gedacht wird. Alles wirkt. Wenn Eltern ihr Kind zum Beispiel schrecklich finden, wird das Kind diese Haltung immer spüren.

Ein mutloses Mädchen, das in der Beziehung zu seinen Eltern keinen Raum hat, wird sich in seine Symptomatik zurückfallen lassen. Sie bietet dann plötzlich Sicherheit und stiftet Identität. Wenn die Eltern dem Mädchen dagegen emotional Raum geben, ist es mehr mit sich selbst konfrontiert. Das heißt nicht, eine Haltung zu entwickeln, in der es egal ist, wie sich das Mädchen weiterentwickelt. Raum zu geben, ist eine emotionale Haltungsänderung, die die Basis für alle weiteren Auswege ist. Es gibt keinen einzelnen oder gar einzigen Ausweg. Eine veränderte Beziehungsgestaltung ist der Schlüssel zu allem. Raum zu geben, gelingt nur, wenn ausreichend Vertrauen da ist.

Vertrauen als Beziehungselixier

»Kontrolle ist gut, Vertrauen ist besser«, so lautet ein wichtiger Grundsatz im Leben mit unseren Kindern, eigentlich auch im Leben mit allen Menschen um uns herum. Engmaschige Kontrolle und Überwachung führen bei Kindern zu Unselbstständigkeit. Die Idee, etwas gegen den Willen oder ohne Einbezug der Eltern zu unternehmen, ist dann am stärksten ausgeprägt, wenn Kontrollen signalisieren, dass es kein ausreichendes Vertrauen gibt. Kinder, die ständig getrackt werden oder immer unter Videoüberwachung stehen, haben nur zwei Möglichkeiten: Entweder sie unterwerfen sich der kompletten Unselbstständigkeit oder sie suchen beständig und zunehmend nach Lücken im Überwachungssystem.

Eine große Herausforderung im Kontakt mit den mutlosen Mädchen ist es, ihnen genug Raum zu lassen, damit sie reagieren können. Manchmal ist es diagnostisch hilfreich zu erleben, dass eine Mutter oder ein Vater es nicht aushalten, wenn ich im Erstgespräch geduldig auf die Antwort des Mädchens warte. Es ist wichtig, immer auf Vertrauen als Grundlage jeder Beziehung zu setzen. Ohne Vertrauen kann keine Beziehung überleben. Selbst Führungskräfte haben heute verstanden, dass ein misstrauischer Führungsstil zu Unzufriedenheit und am Ende zu mangelnder Produktivität führt.

Mutlose Mädchen sind keine aktiven Verweigerer, auch wenn wir ihnen auf tieferer seelischer Ebene eine unbewusste Verweigerung unterstellen, um therapeutisch besser voranzukommen. Mutlose Mädchen zweifeln an sich selbst, sind misstrauisch sich selbst und der ganzen Welt gegenüber. Wenn wir nicht mehr darauf vertrauen, dass aus ihnen »etwas werden« kann, geben wir sie auf. Deshalb ist es von fundamentaler Bedeutung, das Vertrauen in die Mädchen aufrechtzuerhalten.

Da dieses Vertrauen in ein ganzes Mosaik von Emotionen und Haltungen eingebettet ist, muss man nicht befürchten, dass es sich in blindes Vertrauen wandelt. Das nämlich wäre genauso fatal wie zu wenig von diesem Beziehungselixier. Blindes Vertrauen entwertet die Beziehung, weil Vertrauen immer nur im Angesicht des anderen entstehen und sich weiterentwickeln kann. Wenn ich in Bezug auf mein Gegenüber blind bin, dann kann ich mein Vertrauen nicht jeden Tag erneuern, weil ich nichts sehe. Ich bin blind für Gefahren und ich bin blind für gute Entwicklungen. Blindes Vertrauen wird manchmal als die höchste Stufe von Vertrauen gehandelt. Wenn man genau hinhört, versteht man, dass Blindheit kein guter Begleiter in der Beziehungsgestaltung ist.

Vertrauen ist neben Wertschätzung, Liebe und Respekt die wichtigste Grundlage der Beziehungsgestaltung. Wenn wir den mutlosen Mädchen gerade in verzweifelten Phasen nicht vertrauen, ist das die Aufkündigung der Beziehung. Hat man Vertrauen, glaubt man auch dann noch an ein mutloses Mädchen, wenn sich die Mutlosigkeit übertragen hat.

Vertrauen kann man lernen, stärken und auch wiedererlangen. In der Regel hat Vertrauen sehr früh begonnen. Ein Kind kommt auf die Welt und erobert im Moment der ersten Begegnung die Herzen von Mutter und Vater. Ein tiefes Gefühl der Zuneigung entsteht. Ohne dass jemand von den Beteiligten bewusst etwas dafür getan hätte. Diese primäre, in uns angelegte Liebe ist die Basis für das Vertrauen der Eltern in ihre Kinder. Diese Liebe ist eine Energiequelle, die es Eltern ermöglicht, in der Folge schlaflose Nächte ebenso zu ertragen wie Kinderkrankheiten oder spätere Sorgen.

Das Vertrauen, dass mit meinem Kind alles in Ordnung ist, und das Zutrauen in eine aussichtsreiche Zukunft sind das Fundament für jede gute Entwicklung. Kinder von Eltern, die dieses Vertrauen – aus welchen Gründen auch immer – nicht aufbringen können, sind in ihrem Selbstwert beeinträchtigt. Wenn ich im emotionalen Spiegel meiner Eltern spüre, dass sie mir nicht vertrauen, dann muss es etwas an mir geben, das dieses Misstrauen rechtfertigt. Dann kann ich mich selbst nur kritisch beobachten in der Annahme, dass etwas an mir nicht stimmt. Auf diese Weise entwickelt sich ein mangelndes Selbstwertgefühl.

Diesen negativen Kreislauf zu verstärken, heißt, die Mutlosigkeit zu verstärken. Das möchte niemand, und dennoch ist es nicht leicht, Vertrauen zu behalten. Wenn das Vertrauen brüchig wird, ist es hilfreich, sich in Erinnerung zu rufen, wie die Beziehung früher war. Dazu kann es nützlich sein, sich alte Kinderfotos anzuschauen. Sie rufen die Gefühle von Liebe und Vertrauen wieder ins Gedächtnis. Die Erinnerung ist dann die Energiequelle, mit der das Vertrauen in das mutlose Mädchen wieder wachsen kann. Wenn Eltern das Vertrauen wiederhergestellt haben, ist die Voraussetzung dafür geschaffen, dass die Mädchen wieder anfangen zu sprechen.

Die besondere Rolle des gesprochenen Wortes

Sprechen ist mehr als bloßer Informationsaustausch. Sprechen beinhaltet auch Emotionen. Die Art, wie wir sprechen, drückt Haltungen und Unbewusstes aus. Vokale und Konsonanten formen sich zu Wörtern, Wörter fügen sich zu komplexen Inhalten zusammen. Sprechen kann berühren – wie eine körperliche Berührung, ein Streicheln oder auch ein Schlag.

Die Kunst – ja, es ist eine Kunst –, mit den mutlosen Mädchen zu sprechen, besteht darin, keine Vorwürfe und Entwertungen durchdringen zu lassen. Dabei hilft das bloße Zurückhalten oder Verstellen nicht. Die schon mehrfach angemahnte authentische Haltung allein ist es, die wirksam werden kann. Dann aber macht es Sinn, sich der eigenen Worte bewusst zu sein. Wenn Sprache unbewusst ist, ist es hilfreich, einen Moment innezuhalten und sich Rechenschaft darüber abzulegen, wie man spricht.

Ist Ihnen zum Beispiel schon mal aufgefallen, wie viele Kriegsmetaphern wir ständig verwenden? Kürzlich las ich in der Einladung zu einem Theaterfestival in Bezug auf ein Stück, das dort aufgeführt werden würde, dass, »wie man so schön sagt, hier keine Gefangenen gemacht werden«. Übersetzt bedeutet dies, dass alle getötet werden. Erschrocken blickt man auf.

Noch gebräuchlicher sind Redewendungen wie »jemandem die Pistole auf die Brust setzen«, »jemand hat den Schuss nicht gehört«, »etwas ist (nicht) kriegsentscheidend« oder »etwas in Angriff nehmen«. Diese Metaphern sind ein beredtes Beispiel dafür, wie tief verankert Kriegsrhetorik in unserem Alltag ist. Bei genauerer Überlegung werden wir vermutlich nicht so sprechen wollen. Dann sollten wir das auch nicht tun.

Eine aufmerksame, wertschätzende und respektvolle Sprache vermittelt ihre Inhalte. Anders als eine nachlässige Sprache, bei der es nicht darauf ankommt. Natürlich kann man sich immer korrigieren. »Das habe ich nicht so gemeint«, ist allerdings ein Satz, der nach dieser Vorrede wenig Sinn macht. Meistens haben wir gerade das, was wir unbedacht dahingesagt haben, genau so gemeint. Dafür kann man sich dennoch entschuldigen. Aber nicht durch Verschleierung, sondern durch Anerkennung. Wenn jemand fehlerfreundlich, tolerant und nicht nachtragend ist, dann sind es unsere Kinder.

Die mutlosen Mädchen brauchen eine besondere Ansprache. Jedes Wort, jeder Satz, der auf ihre sensible Seele fällt, hinterlässt Spuren und Abdrücke. Ist es ein vorsichtiges oder ein anerkennendes Wort, wirkt es beruhigend. Ist es ein hartes oder wütendes Wort, hinterlässt es Schmerzen, unter Umständen sogar Wunden und Narben.

Nein, das ist keine Anstellerei. Das ist die seelische Realität der Mädchen. Wenn es stimmt, was wir bisher über die mutlosen Mädchen gesagt haben, dann sind sie empfindlich. Dann nehmen sie Worte anders auf. Eine gute Psychotherapie gelingt nur auf der Basis sprechender Medizin. Dann werden Worte zu Linderung und Heilung eingesetzt.

Sprechen Sie also mit Ihrer mutlosen Tochter so, als wollten Sie ihr etwas Gutes tun. Das heißt nicht, dass Sie ihr ständig Tee oder Grießbrei anbieten müssen. Das Gute entsteht durch die richtigen Worte – auch, wenn Schwieriges ausgedrückt werden muss. Keine Slalombahnen, keine Ressentiments. Direkt und angemessen, vorsichtig und dennoch klar. In die Zukunft blickend und in kleinen Schritten. Auf diese Weise kann man die mutlosen Mädchen gut erreichen.

Wem das jetzt zu abstrakt bleibt: Man kann, darf und muss diese Art zu sprechen etwas üben. Fragen wie »Habe ich dich richtig verstanden, dass …?« oder »Ich bin nicht sicher, ob ich dich richtig verstehe. Kannst du mir erklären, wie du das meinst?« öffnen den Raum für Kommunikation – im Gegensatz zu Unterstellungen, Behauptungen oder Vorwegnahmen. Auch eigene Antworten können wieder in Fragen gekleidet sein, zum Beispiel: »Kann man das nicht auch so sehen …?« oder »Was meinst du?«

Je dialogischer die Kommunikation verläuft, desto besser. Der Begriff »Talking Cure« oder »Redekur«, wie Sigmund Freud die Psychoanalyse genannt hat, macht seine Wertschätzung gegenüber dem Sprechen deutlich. Eltern von mutlosen Mädchen können und sollten sich trauen, diese Haltung aufzugreifen. Als Experten für ihr mutloses Mädchen.

Vom Mut, sich mit Schuldgefühlen auseinanderzusetzen

Die Entwicklung von Kindern läuft nicht ohne Schuldgefühle vonseiten der Eltern ab. Für Eltern ist es wichtig, sich damit auseinanderzusetzen. Wie schnell fühlt man sich unzulänglich. Kann einen Schmerz nicht schnell genug nehmen, kann Krankheiten oder Schicksale nicht abwenden. Dieses Gefühl von Unzulänglichkeit gehört zu der Eltern-Kind-Beziehung dazu und lässt sich nicht verhindern.

In der inneren Auseinandersetzung zwischen der Entwicklung eines Kindes in der ihm eigenen Dynamik und der Beziehungsgestaltung durch uns Eltern entsteht immer ein Raum für Interpretationen. Als Eltern schaut man in diesen Raum und fragt sich ständig, was der eigene Anteil sein könnte. Das muss nicht automatisch zu Schuldgefühlen führen. Immer dann, wenn ein Kind sich anders entwickelt als erwartet, verdichtet sich diese Frage. »Hat sie das von dir oder von mir?« ist eine mehr oder weniger scherzhaft gestellte

Frage, die diese Dynamik aufgreift. Dahinter verbirgt sich die unauflösbare Frage nach der Genetik und der Beeinflussung durch Beziehung und Erziehung.

Niemand möchte eine mutlose Tochter. Niemand kann die Vorstellung ertragen, dafür verantwortlich zu sein, dass sich die eigene Tochter zu einem mutlosen Mädchen entwickelt. Die Frage »Was habe ich falsch gemacht?« ist eine Frage, die alle Eltern beschäftigt. Wird ein Kind psychisch krank, verdichtet sich diese Frage und bekommt eine existenzielle Dimension. Nun wäre es vollkommen verkürzt und falsch zu sagen, dass die Ursache oder die »Schuld« aufgrund der in diesem Buch beschriebenen Dynamik zwischen Mutter, Vater und Tochter bei den Eltern liegt – oder noch einseitiger: bei den Müttern.

Wir alle tragen Verantwortung für unser Sosein. Auch wir Eltern sind die Kinder von Eltern und sind in einer spezifischen Dynamik aufgewachsen. Einer Dynamik, die nur zum Teil beeinflussbar war. Und dennoch sind wir zu Recht als Erwachsene für uns selbst verantwortlich. Juristisch und ethisch-moralisch. Das verdeutlicht, dass immer eine doppelte Sicht notwendig ist, um uns zu verstehen, und um uns selbst und den Menschen um uns herum gerecht zu werden. Aus der Dialektik von Genetik, äußeren Einflüssen und Selbstverantwortung entsteht Entwicklung.

Bezogen auf die mutlosen Mädchen bedeutet das insbesondere für die Mütter: Schuldgefühle sind giftig für die eigene Seele und für die Beziehung zur Tochter. Und dennoch geht es um Reflexion und Anerkennung einer Dynamik, die man mitverursacht hat. Kompliziert. Die Schuldgefühle der Eltern verursachen bei den mutlosen Mädchen ihrerseits Schuldgefühle: »Wenn meine Mama sich für meine Entwicklung schuldig fühlt, dann muss ich etwas falsch gemacht haben.« Beziehungsgestaltungen aus Schuldgefühlen heraus führen immer zu einer Entwertung der Beziehung. Wenn ein liebevoller Impuls nicht aus primären Liebesgefühlen heraus entstanden ist, sondern aus einer gefühlten Schuld, dann verbiegt sich die Beziehung.

Anders ist es, wenn Eltern tatsächlich etwas falsch gemacht haben. Dann ist es kein Problem zu sagen: »Entschuldige.« Kinder sind nicht nachtragend. Wenn man also tatsächlich der Meinung ist, einen Fehler in der Beziehung zu seinem Kind gemacht zu haben, dann kann man sich entschuldigen. Das ist wenig und am Ende doch viel. Es klärt die Beziehung und eröffnet Auswege. Niemand von uns kann in seinen Beziehungen schuldfrei leben. Schuldfähigkeit als erwachsene Übernahme von Verantwortung gegenüber unseren Kindern ist essenziell. Schuld anzuerkennen, ist etwas anderes, als von Schuldgefühlen gequält zu werden. Natürlich ist das manchmal ein schmaler Grat. Schuld ist unvermeidbar und, wenn sie anerkannt werden kann, auch hilfreich. Schuldgefühle sind immer hinderlich. Für die Person, die sie hat, und für die Person, auf die sie sich beziehen.

Wenn eine Mutter keinen offensichtlichen Fehler bei sich entdecken und nur anerkennen kann, dass es eine komplizierte Dynamik zwischen ihrer Tochter und ihr gibt, sollten Schuldgefühle hintangestellt werden. Das ist leichter gesagt, als getan. Es hilft, wenn man sich bewusst macht, dass natürlich auch Jugendliche eine Verantwortung für sich und ihre Entwicklung tragen. Dass man als Mutter nicht für alles verantwortlich gemacht werden kann. Und dass man ohne Schuld in einer Welt lebt, für deren Dynamik man nichts kann. Trotz des intensiven Beziehungsgeschehens – jeder Mensch steht und lebt auch für sich allein. Das gilt auch für die mutlosen Mädchen und ihre Eltern.

Alle Mütter mutloser Mädchen, mit denen ich es zu tun habe, haben immer ihr Bestes gegeben. Ihnen war und ist die Entwicklung ihrer Töchter nicht egal. Die Anerkennung einer Dynamik, in der sich Mutter und Tochter miteinander entwickelt haben, ist eine wichtige Grundlage, um sich mit Schuldgefühlen auszusöhnen. Niemand wird jemals ganz ohne Schuldgefühle leben. Es sei denn, man ist so auf sich bezogen, dass keine Berührungen möglich sind. Insofern gehört zur Verabschiedung von Schuldgefühlen auch die Rückgabe von Schuld.

Selbstverständlich müssen auch die mutlosen Mädchen Verantwortung für sich übernehmen. Letztlich auch für die Dinge oder Verhaltensweisen, die sie mehr oder weniger nicht selbst in der Hand haben und denen sie ausgeliefert sind. Das gilt für jeden Menschen. Auch wenn eine innere oder familiäre Dynamik uns im Griff hat: Es entbindet uns nicht von der Verantwortung für uns. »Ich kann nichts dafür, dass ich andere Menschen schlage. Mein Vater hat mich auch geschlagen.« Diese Aussage ist keine Entschuldigung. Möglicherweise aber eine Erklärung.

Das tiefe Bedürfnis, gehalten zu werden

Eine wichtige Funktion von Müttern beziehungsweise Eltern ist das, was Kinderpsychiater und Psychotherapeuten »Containing« nennen. Damit ist gemeint, dass Kinder von Geburt an im emotionalen Raum der Eltern gehalten werden müssen. Dann fühlen sie sich so sicher und geborgen wie in einem Container. Eltern nehmen die Gefühle des Kindes auf, übersetzen sie und geben sie gefiltert wieder zurück. Dadurch lernt das Kind, dass es Gefühle hat. Sätze wie »Du hast wohl Hunger« oder »Du bist aber müde« helfen Kindern, zu eigenen Gefühlen zu finden.

An den Beispielen wird unmittelbar deutlich, wie fatal es ist, wenn diese Übersetzungen falsch sind und ein Elternteil zum Beispiel schlechte Laune bei einem Kind immer mit »Hunger« übersetzt. Dann besteht die Gefahr, dass ein Kind schlechte Gefühle fortan mit Essen beantwortet.

Wenn das Containing stimmig ist, entsteht zum einen ein angemessener Zugang zu sich selbst. Zum anderen wächst das Vertrauen, dass sich Mutter und Vater mit ihren emotionalen Klangkörpern zur Verfügung stellen. Daraus wiederum resultiert ein tiefes Gefühl des Verstanden-Werdens. Als eine wichtige Grundlage von wortlosem Trost ist das Containing ein wichtiger Bestandteil der kindlichen und jugendlichen Beziehung zu den Eltern.

Containing endet nicht, wenn das Kind eingeschult wird. Es ist lebenslang wirksam. Es schwächt sich in dem Maß ab, in dem große Kinder sich selbst containen und steuern können. Auch in erwachsenen Liebesbeziehungen spielt Containing eine Rolle: Wenn eine Partnerin zum Beispiel die Gefühle des Partners aufnimmt und spürt, was mit ihm los ist, dann hilft ihm das, schneller zu sich zu kommen.

Containen begleitet uns als menschliche Fähigkeit und Notwendigkeit ein Leben lang. Immer dann, wenn ein Mensch in Not gerät, ist er besonders darauf angewiesen, dass es Menschen in seiner Umgebung gibt, die containen können. Das ist die Grundlage für jede Form von Halten. Halten ist eine Steigerung von Containen. Halten ist – wörtlich genommen – das körperliche Festhalten eines anderen Menschen, um Trost und Sicherheit zu spenden. Kleine Kinder suchen bei körperlichen oder seelischen Schmerzen intuitiv die körperliche Nähe der Eltern. Sie krabbeln auf den Schoß und suchen die Höhle am Hals oder unter starken Armen. Am besten so, dass sie nichts sehen oder irgendwann aus der sicheren Distanz mit tränenverschmierten Augen wieder den Blick in die Welt wagen.

Genau dieses Halten brauchen auch die mutlosen Mädchen. Wahrscheinlich werden sie sich nicht (mehr) in die haltenden Arme von Mutter und Vater begeben. Im Gegenteil werden sie körperliche Annäherungsversuche der Eltern eher abwehren. Von den Vätern naturgemäß mehr als von den Müttern. Aber auch für Väter gilt: Halten kann man genauso gut mit Abstand.

Wie Sie sehen, wird die Liste der Merkmale, die in eine Haltung einfließen sollten, damit Auswege entstehen, länger. »Ich bin für dich da« oder »Ich kann mir vielleicht vorstellen, wie es dir geht« – das könnten zwei Beispielsätze für stilles Containen und Halten sein. Bei mutlosen Mädchen ist dabei wichtig: War es im Kleinkindalter sinnvoll und notwendig, die Übersetzungen der eigenen Wahrnehmung auszusprechen, ist nun Schweigen angesagt. Ein Schweigen, das mit den gerade genannten Sätzen angefüllt ist. Die Redewendung »Ein Blick sagt mehr als tausend Worte« stimmt natürlich nicht wortwörtlich. Dennoch lässt sich nur über einen wortlosen Augenkontakt so vieles sagen.

Mutlose Mädchen sind darauf angewiesen, gehalten zu werden. Gelingt das nicht, fallen sie noch tiefer, vergraben sich noch mehr und werden schließlich unerreichbarer. Nur, wenn sie sich gehalten fühlen, können sie sich weiterentwickeln. Die Grenze zwischen Halten und Aushalten kann dabei immer wieder verschwimmen.

Aushalten heißt »Ich trage dich«

Machen wir uns nichts vor: Das Halten der mutlosen Mädchen, der gesamte Umgang und das Leben mit ihnen muss ausgehalten werden. Dabei ist mit Aushalten keine abgestumpfte oder gleichgültige Haltung gemeint. Leben hat immer etwas mit Aushalten zu tun. Entgegen den Versprechungen von einem unbeschwerten, glücklichen Leben in der Werbung ist das Grau des Alltags intensiver, als wir uns wünschen. Auch das will ausgehalten werden. Da braucht man nicht noch anstrengende und schwierige Kinder.

Mutlose Mädchen muten ihrer Umgebung sehr viel zu. Die Aussichtslosigkeit, die ihr Erleben prägt, scheint grenzenlos zu sein. Ihr Pessimismus ist nur auszuhalten, wenn man ihm innerlich etwas entgegensetzen kann. Man könnte auch fragen: »Wozu soll ich das aushalten?« oder »Warum gerade ich?« Diese Fragen sind berechtigt. Es macht keinen Sinn, einfach nur zu fordern, dass man die mutlosen Mädchen aushalten muss. Paradoxerweise fällt es leichter, etwas auszuhalten, wenn man das nicht selbstverständlich von sich selbst erwartet. Es hilft, die damit verbundenen Schwierigkeiten anzuerkennen. Die Klagemauer für die Mütter und Väter mutloser Mädchen darf kein Tabu sein. Kennzeichen einer Klagemauer ist, dass man seine Klagen und Wünsche still in die Lücken des Mauerwerks steckt. Ähnlich wie bei einem Gebet in der Kirche gibt man sein Problem nach außen. Nicht an ein reales Außen. Allein die Vorstellung, dass man »erhört« wird, macht es einem leichter.

Ähnlich ist es mit dem Aushalten der Perspektivlosigkeit der mutlosen Mädchen. Auch wenn niemand schnelle Lösungen präsentieren können wird – es entlastet, Kummer und Sorgen mit seiner Partnerin oder seinem Partner, mit anderen Müttern und Vätern oder mit der Therapeutin der eigenen Tochter teilen zu können. Geteiltes Leid ist halbes Leid.

Aushalten ist unmittelbar mit der Dehnbarkeit des seelischen Systems verbunden, das für das Aushalten zuständig ist. Es ist allerdings keinem damit gedient, wenn es wie ein Gummiband so überdehnt wird, dass es reißt. Aushalten ist also an individuelle Möglichkeiten, Kräfte und Ressourcen gebunden. Ähnlich wie bei Schmerzen gilt die subjektive Bestimmung der eigenen Grenzen. »Ich halte das nicht mehr aus!« ist ein Satz, der am Ende nur respektiert werden kann. Man kann darauf mit Trost oder mit Ablenkung reagieren. Man kann sich auch neue Kraftquellen erschließen. Eine solche Feststellung jedoch zurückzuweisen oder zu bagatellisieren, hilft nicht weiter. Eine Aufforderung wie »Stell dich nicht so an!« macht die Anforderung oder Überforderung nur noch größer.

Wie man seine Kapazität zum Aushalten vergrößert, ist von Mensch zu Mensch verschieden. Sportler würden sagen, dass Muskeln und Ausdauer durch Training stärker werden. Zu viel Training schadet dem Muskel und kann zu Verletzungen führen. Die Dynamik mutloser Mädchen durch Üben besser auszuhalten, mag widersinnig und unzumutbar klingen. Und dennoch: Zwar kann man dieses spezifische Aushalten nicht wie einen Muskel trainieren. Begleitende Psychotherapie kann jedoch zu einem Kraftzentrum für zunehmend mutloser werdende Eltern von mutlosen Mädchen werden. Auch dann, wenn man keine neuen Strategien des Umgangs besprechen kann oder gefühlt in jeder Therapiestunde dieselben Inhalte Raum greifen. Aushalten heißt aushalten. Heißt stehen bleiben. Nicht weglaufen oder aktionistisch handeln. Eben aushalten.

Ein typisches Beispiel für Situationen, die Eltern aushalten müssen, sind selbstverletzende Handlungen von mutlosen Mädchen. Dabei gilt es, die Wunden möglichst nüchtern zu versorgen, in die nächste Notaufnahme oder zum nächsten Arzt zu fahren, bei schlimmeren Verletzungen auch den Notarzt zu rufen – und den Weg zurück ins Leben zu finden. Während der Wundversorgung spricht man am besten kaum mit den Mädchen. Dann kann man die Aufmerksamkeit auf den nächsten Schritt lenken. Was ist der nächste Schritt? So schnell wie möglich zur Normalität zurückkehren. Vorwürfe sind sinnlos, dramatische Erschrockenheit hilft auch nicht weiter. Aushalten heißt auch in diesem Fall: die extreme Last auf sich nehmen und tragen. Es bedeutet: »Ich trage es. Ich trage dich.« Das gilt nicht, wenn es sich bei der Selbstverletzung um einen Suizidversuch handelt. Dann muss eine kinder- und jugendpsychiatrische Notfallversorgung greifen.

Wenn eine Situation nicht mehr auszuhalten ist – und auch das darf und muss Anerkennung finden –, haben Eltern ein Recht auf entsprechende Unterstützung. Diese sollte integraler Bestandteil der Behandlung der mutlosen Tochter sein. Oder auch ein spezifisches Angebot für die Eltern.

Lieber mal wegschauen statt kontrollieren

Kinder entwickeln sich nicht nur dann gut, wenn man sie beständig begleitet. Jeder weiß aus eigener Erfahrung, dass es gut war, dass die eigenen Eltern bestimmte Entwicklungsphasen nicht mitbekommen haben. Es wundert mich manchmal, dass Eltern diese Erkenntnis scheinbar vergessen haben. Sie leben mit dem Anspruch, dass sie alles mit ihren Kindern teilen. Gegenseitig. Mit dieser Haltung läuft man Gefahr, aus der Begleitung eine Überwachung zu machen.

Der elterliche Blick ist in der kindlichen Wahrnehmung nicht nur liebevoll. Ein Kind, das gerade dabei ist, die Süßigkeitenschublade aufzuziehen, und nicht weiß, ob Mama oder Papa es gutheißen, wird bei der Realisation, dabei von den Eltern gesehen zu werden, erschrecken. Die Scham entsteht auch dann, wenn die Eltern gar nichts gegen den Süßigkeitenhunger haben.

Kinder entwickeln sich manchmal besser, wenn Eltern im richtigen Moment wegschauen können. Nicht gespielt, sondern authentisch. Als Eltern muss man sich in die Position bringen, dass man nicht alles mitbekommen muss. Im Vertrauen auf das eigene Kind schaut man einfach mal weg.

Bei den mutlosen Mädchen potenziert sich die Bedeutung des Wegschauens. Die Mädchen sind so gehemmt, sich zu zeigen und sich zu bewegen, dass jede Form der Wahrnehmung im Außen ihre Scham vergrößert. Wahrscheinlich kennen das die meisten Menschen: Es gibt Situationen, in denen es nicht gelingt, etwas zu zeigen, weil man dazu explizit aufgefordert wurde.

Manchmal scheinen die Nachbarn besser zu wissen, wie die eigenen Kinder gelungen sind. Deren Begeisterung kann dann die Zweifel der Eltern ausräumen oder wenigstens relativieren. Die mutlosen Mädchen können sich am besten entwickeln, wenn die eigenen Eltern gerade nicht dabei zuschauen. Wie immer liegt die Kunst im richtigen Maß. Dass Eltern wegschauen, kann auch mit einer Verwahrlosung von Kindern einhergehen. Aber das ist bei den Eltern von mutlosen Mädchen nicht der Fall. Gerade weil es ihnen so schwerfällt, die Verantwortung an die Mädchen zurückzugeben, müssen sie das Wegschauen üben. Das geht bei Jugendlichen am besten, wenn man sie allein lässt. Ein Abend, ein Wochenende ohne Eltern. Wenn es Eltern gelingt, sich unverkrampft um sich selbst zu kümmern, lassen sie dadurch Raum entstehen. Einen Raum, der nicht mit Erwartungen belegt ist und nach der Rückkehr nicht kontrolliert wird.

Dieses Phänomen einer Entwicklung ohne Kontrolle funktioniert auch in unserer Klinik. Dort wird Partizipation gelebt, und ein Satz an die Jugendlichen lautet: »Du kannst uns hier jederzeit hintergehen. Wir werden dich nur kontrollieren, wenn du verdeutlichst, dass du es brauchst.« Wir lassen natürlich keine Patientin, die eine Gefangene ihrer Symptomatik ist, allein. Bestes Beispiel dafür sind magersüchtige Patientinnen. Aber unsere Haltung eines vertrauensvollen Wegschauens hilft. Auf diese Weise merken die Kinder und Jugendlichen, dass sie Verantwortung übernehmen dürfen – und müssen. Einschränkend und ehrlich sei hinzugefügt, dass wir mit dieser Haltung nicht alle mutlosen Mädchen erreichen. Viele gute Ideen und Pläne helfen bei ihnen nicht weiter. Das haben wir im Umgang mit ihnen zutiefst gelernt.

Von guten Ideen und wohlmeinenden Ratschlägen

Das kennt jedes Kind: Die Erwachsenen haben klare Vorstellungen davon, was man als Nächstes tun sollte. Aber diese Vorschläge sind nicht hilfreich. Es gibt bei jedem Menschen den Drang, die Dinge selbst in die Hand zu nehmen. Das Kennzeichen der mutlosen Mädchen ist es, dass sie genau das nicht tun. Warum also jetzt erneut die Aufforderung, sich zurückzuhalten? Warum sollten sich Eltern entgegen ihrer Intuition besser zurücknehmen? Wir alle haben doch immer gute Ideen und Vorschläge. Pläne, die uns selbst geholfen haben und die wir uns von unseren Eltern vielleicht gewünscht hätten.

Mutlose Mädchen sind Expertinnen für sich selbst. Das klingt widersprüchlich, vor allem, wenn man bedenkt, dass die Mädchen in einem inneren Gefängnis leben, das sie einschränkt und einengt. Doch bei näherer Betrachtung löst sich der Widerspruch auf, denn es gibt ein inneres und ein äußeres Wissen der Mädchen. Im Äußeren wissen sie nicht weiter. Im Inneren wissen sie genau, worum es geht. Sie ringen jeden Tag um die Vermittlung zwischen diesem Innen und Außen.

Wenn die Mädchen dann Vorschläge erhalten, reagieren sie wie eine sehr empfindliche Schnecke: Sie ziehen sich reflexartig zurück. Vorschläge sind für die Mädchen wie Vorwürfe. Pläne wirken auf sie wie Korsetts, aus denen sie sich gefühlt nie wieder befreien können.

Wir haben alle schon die Erfahrung gemacht, andere um Hilfe zu bitten, wenn wir selbst ratlos sind: Gut gemeinte Ratschläge kommen dann eher wie besserwisserische Entwertungen an. Es ist oft klüger, einem verzweifelt-ratlosen Menschen lediglich wortlos oder tröstend beizustehen.

Genauso ist es bei den ratlosen Mädchen. Wenn sie wüssten, wie es mit ihnen weitergehen soll, hätten sie schon längst Ideen entwickelt und umgesetzt. Oder auch um Hilfe gefragt. Die Mädchen erleben aber oft, dass sie mit Ideen und Vorschlägen konfrontiert sind, bevor sie selbst die Möglichkeit hatten, zu Ende darüber nachzudenken.

Betroffene Eltern werden sagen, dass sie ihren Töchtern lange genug Zeit zum Nachdenken gegeben haben. Alle Zeit der Welt. Das stimmt und löst das Dilemma dennoch nicht.

Autonomie entsteht nur durch Ablösung. Durch die Aufgabe alter Beziehungsstrukturen und die Etablierung neuer Erfahrungen. Dann aber können alte Vorschläge und Ideen ihre Adressatin nicht mehr erreichen. Im Gegenteil, die gute Idee provoziert und erzeugt Widerstand. Das Gemeine daran ist, dass diese Form von Widerstand »gegen jede Vernunft« die Mutlosigkeit der Mädchen verstärkt. Und es besteht die Gefahr, dass sie zu dem Schluss kommen, sie seien einfach zu dumm oder zu trotzig, um gute Ideen aufgreifen zu können. Diese Befürchtung aktiviert das Urmuster der Mädchen, und in ihrem Inneren können folgende Glaubenssätze entstehen: »Ich bin nichts wert, ich bin zu dumm und unfähig. Am besten, ich mache gar nichts mehr. Meine Eltern wissen immer alles besser.«

Vieles im Umgang mit den mutlosen Mädchen ist kontraintuitiv. Das macht es besonders entscheidungsfreudigen Eltern schwer. Was soll an ihren guten Ideen schädlich sein? Warum sollen sie etwas zurückhalten, was von anderen Menschen gern aufgenommen wird? Sie haben das Pech, von einem außergewöhnlichen Mädchen gefordert zu werden. Einer Tochter, die nur mit großer Geduld und Zeitzugaben in ihr Leben kommen kann – und wird. Um ihr diese Perspektive zu eröffnen, die noch nicht einmal absehbar – geschweige denn garantiert – ist, müssen sich die Eltern zurückhalten. Nur der Glaube daran, dass es eines Tages besser werden wird, trägt. Muss tragen. Muss ausreichen. Eltern müssen aushalten und lernen, dass ihre mutlose Tochter einen besonderen Umgang braucht, um seelisch zu überleben.

Das war jetzt sehr viel »muss«. Wie gern würde man bei diesen Mädchen einfach etwas bestimmen. Zu ihrem eigenen Besten. »Darf ich also gar keinen Rat mehr aussprechen?«, fragen sich viele Eltern. »Muss ich zu allem schweigen?« Eltern missdeuten psychotherapeutische Hinweise manchmal als ein Regelwerk, von dem nicht abgewichen werden darf. Doch: Ausnahmen bestätigen die Regel. Diese Weisheit gilt auch hier. Man wird an der Reaktion der Tochter schnell ablesen können, ob der elterliche Impuls hilfreich war oder nicht. Aber eins ist klar: Zwang bringt nichts, von Notfällen einmal abgesehen. Dafür gibt es verschiedene Gründe.

Warum Zwang nicht hilft

Das wäre so hilfreich: Der § 1631 BGB regelt die Behandlung eines Kindes gegen seinen Willen. Minderjährige Menschen dürfen in Deutschland auf Antrag der sorgeberechtigten Eltern gegen ihren Willen behandelt werden. In der Regel bezieht sich das auf kinder- und jugendpsychiatrische Behandlungen, zum Beispiel bei akuter oder chronischer Suizidalität, also Selbstmordgefährdung, bei massiven Selbstverletzungen oder bei extremem Untergewicht infolge Magersucht. Ein Familiengericht muss den Antrag von Eltern auf diese Behandlung gegen den Willen des Kindes genehmigen. Meist werden dazu die behandelnden Ärztinnen und Ärzte gehört, oder es wird ein entsprechendes Gutachten in Auftrag gegeben.

Immer dann, wenn eine akute Lebensgefahr besteht, wird niemand daran zweifeln, dass es sinnvoll ist, ein Kind am Leben zu erhalten. Auch wenn es das selbst nicht möchte. Sosehr in den letzten Jahren in diesem Kontext eine Diskussion über das Selbstbestimmungsrecht von Kindern und Jugendlichen entstanden ist, die sich sehr darum bemüht, die Rechte Minderjähriger auf selbstbestimmtes Leben – wozu der Tod unmittelbar dazugehört – auf- und wahrzunehmen, so sehr sind Familien immer wieder in Überforderungssituationen und fühlen sich alleingelassen.

Ein Mädchen, das in seiner Entwicklung stecken bleibt, nicht mehr zur Schule geht und jede stationäre Behandlung ablehnt, wird von keinem Richter gegen seinen Willen untergebracht werden. Es ist gut, dass sich das medizinisch-juristische System bei uns jedem auch noch so leisen Verdacht der Willkür gegenüber Kindern und Jugendlichen entzieht.

Dennoch können Eltern so verzweifelt sein, dass sie ihre Tochter gern zwingen würden, sich behandeln zu lassen. Es gibt auch einen Zwang außerhalb des § 1631. Besonders tatkräftige Väter wünschen sich manchmal, einfach bestimmen zu können, dass die Tochter unfreiwillig in einer Klinik aufgenommen wird oder auch unfreiwillig zur ambulanten Psychotherapie geht.

Manchmal muss man ein Kind zu seinem Glück zwingen. Das ist die Überzeugung, die dahintersteht. Aus der eigenen Kindheit kennt fast jeder diese Erfahrung: Eigentlich will man nicht zum Sport gehen, die Eltern schubsen einen mehr oder weniger massiv, und hinterher kommt man mit der Erfahrung zurück, dass es gut war, geschubst worden zu sein.

Mutlose Mädchen lassen sich nicht schubsen. Dann hätten wir das Problem mit ihnen nicht. Im Gegenteil, sie gegen ihren massiven Willen in die Schule zu bringen, führt in aller Regel dazu, dass sich der Widerwille und die Unfähigkeit, am nächsten Tag wieder hinzugehen, ins Unendliche steigern. Wenn es nur ein Schubs ist: Den brauchen viele Kinder immer mal, um in ihrem Leben zu bleiben. Bei den mutlosen Mädchen aber ist es kein Schubs. Der gegenseitige Kraftaufwand ist sofort spürbar. Und er ist groß und mehr als ein Schubs.

Zu Beginn der Symptomatik, die niemand ahnt, kann ein Schubs manchmal noch helfen. Relativ schnell zeigt sich, dass er nicht durchsetzbar ist. Dann müsste daraus Zwang werden. Zwangsmaßnahmen in einer Liebesbeziehung sind giftig. Das leuchtet jedem ein. Die Beziehung zwischen Kindern und Eltern ist auch eine Form von Liebesbeziehung.

Jede Form von Zwang gegenüber einem mutlosen Mädchen läuft Gefahr, die Symptomatik schlagartig zu verstärken. Was bis dahin Rat- und Mutlosigkeit war, wird in solchen Momenten zu Trotz und erheblichem Widerstand. Das möchte niemand. Das Gegenteil – laissez-faire – würde genauso wenig helfen.

»Wir dürfen uns doch von unserer Tochter aber auch nicht erpressen lassen«, ist eine Antwort von Eltern. Das schließt sich nicht aus: Ich lasse mich von meinem Kind nicht erpressen, aber ich reagiere auch nicht mit Zwang wie eine Gegenwehr. Druck erzeugt Gegendruck. Gegenwehr ruft Eskalation hervor. Das ist das, was mutlose Mädchen auf keinen Fall gebrauchen können: Eskalierter Widerstand führt zu dem Gefühl, sie hätten endlich einen anderen Gegner als sich selbst. Dann wird aus der Mutlosigkeit ein Machtkampf. Dabei gibt es immer Gewinner und Verlierer. Wer sich mit einem Kind in einen Machtkampf begibt, hat bereits verloren. Im Zweifelsfall die liebevolle Beziehung zu seinem Kind. Oder auch das Vertrauen auf beiden Seiten. Dann trauen sich mutlose Mädchen und ihre Eltern noch weniger zu.

»Und wenn sie einfach weiterhin nicht zur Schule geht?«, entgegnen viele Eltern. Oder: »Wie soll ich meiner Tochter denn am Morgen begegnen?« Auf diese Fragen gibt es keine Patentantworten. Wenn ein Stein zu schwer ist, um ihn wegzuschieben, wird man es lassen. Wenn der Dauerregen nicht aufhört, wird man sich entsprechend kleiden müssen. Was fatalistisch klingt, ist letztlich die einzige Möglichkeit. Natürlich darf der Satz hörbar werden: »Ich möchte, dass du aufstehst. Ich möchte, dass du zur Schule gehst.« Wenn es keinen Effekt hat, wovon in der Regel auszugehen ist, dann gelten alle anderen Abschnitte in diesem Kapitel. Eltern sollten nicht unterschätzen, dass auch ein stetig tropfender Satz hilfreich ist, solange er nicht zu Eskalationen führt. Und manchmal muss man einfach innehalten. Dann hilft es, wenn man sich dem Fundament der Beziehung zuwendet und sich seiner Stabilität vergewissert.

Ein Fundament, das trägt

Wenn es mit einem Kind nicht so gut läuft, dann frage ich die Eltern nach den Anfängen. Ich fordere sie auf, sich die Fotos der ersten Tage, der ersten Jahre anzuschauen. Das sind oft auch innere Bilder, die versöhnlich stimmen. Bilder, die aufzeigen, wo die Beziehung gestartet ist: mit welchen Hoffnungen und Wünschen, vielleicht auch mit welchen Ängsten.

Für Eltern einer mutlosen Tochter ist es hilfreich, sich auf die Anfänge der Beziehung zu besinnen. Auch wenn es sich anders anfühlt: An diesem Fundament ist nicht zu rütteln. Beziehungen verändern sich. Beziehungen halten auch nicht immer lebenslang.

Und im Jugendalter gibt es unvorhersehbare Veränderungen. Aber dennoch: Das Fundament der primären Zuwendung und Liebe ist nicht zerstörbar. Niemand kann Eltern ihre guten Erinnerungen nehmen.

Diese guten Erinnerungen helfen, wenn Eltern erleben müssen, wie ihre Tochter immer mutloser wird und sich zunehmend zurückzieht. Diese Entwicklung kann dazu führen, dass Eltern im Laufe der Zeit selbst die Hoffnung verlieren, wodurch sich die Dynamik verstärkt und potenziert. Wenn der Blick jedoch von den primären Erfahrungen der Eltern-Kind-Beziehung getragen ist, dann ist diese Entwicklung leichter zu ertragen.

Dann macht es Sinn, sich noch mehr Gedanken darüber zu machen, worin das Fundament besteht. Was für ein Persönlichkeitsprofil hat meine Tochter? Was zeichnet sie aus? Mit wem hat sie Ähnlichkeiten? Welches Verhalten meiner Tochter kenne ich von mir selbst? Was geht – meiner Einschätzung nach – in meiner Tochter vor? Wie würde ich reagieren, wenn ich mich so fühlen würde wie sie?

Diese Liste mit Fragen ließe sich noch weiter ergänzen. Vielleicht nehmen Sie diese Fragen zum Anlass, sich noch intensiver mit der Beziehung zwischen Ihnen und Ihrer Tochter und Ihrer gemeinsamen Basis zu beschäftigen. Je stabiler das Fundament, desto leichter können Eltern bei sich bleiben und darauf vertrauen, dass in ihrer Tochter etwas verankert ist, das hilfreich sein kann – und wird.

Wenn Eltern sich unsicher sind, ob das Fundament ausreichend stabil ist, ist auch das kein Grund, sich über die Maßen ängstigen zu lassen. Im Prinzip ist jede Beziehung veränderbar. Insbesondere Kinder sind flexibel und auch nicht nachtragend. Wenn also wirklich etwas schiefgelaufen sein sollte oder Eltern etwas Gravierendes übersehen haben, dann kann man sich dafür entschuldigen. Ein aufrichtiges »Es tut mir leid« ohne weitere Erklärungen kann sehr hilfreich sein. Eltern haben manchmal die Tendenz, sich zu wenig oder zu selten bei ihren Kindern zu entschuldigen. Das hängt mit dem subjektiven Gefühl zusammen, immer nur das Beste für sein Kind zu wollen. Dieser Wunsch verhindert manchmal einen selbstkritischen Blick.

Wir alle unterliegen auf der Grundlage unserer eigenen Biografie einer eigenen unbewussten Dynamik. Auch wenn wir erklärtermaßen alles besser machen wollen als unsere Eltern, steuert das Unbewusste Prozesse, die sich unserer Aufmerksamkeit entziehen. Sollten im Rahmen der Auseinandersetzung mit der mutlosen Tochter Themen deutlich werden, die nachhaltig verändert werden sollten, sollten sich Eltern nicht scheuen, familientherapeutische Hilfe in Anspruch zu nehmen. Die Mutlosigkeit kann dabei ein Aufhänger sein. Manchmal ist es besser, die Symptomatik der Mädchen in diesem Kontext nicht in den Fokus zu stellen.

Gelingt es, sich des Fundaments der Eltern-Kind-Beziehung zu vergewissern, ist das eine wichtige Voraussetzung für eine gemeinsame »Entängstigung«.

Strategien gegen die Angst

Wie bereits beschrieben, ist Angst eine zentrale emotionale Dimension der mutlosen Mädchen. Deshalb müssen Strategien eingeübt werden, die diese Angst nicht schüren. »Entängstigen« heißt das Zauberwort dafür. Aber wie geht das?

Zuallererst ist es sinnvoll, sich über alle ängstigenden Situationen oder die innere Angst der Mädchen klar zu werden. Dabei ist es wichtig, dass Eltern ihre Tochter so ernst nehmen, als seien sie selbst davon betroffen. Angst ist vergleichbar mit Schmerzen. Die subjektive Dimension ist nicht verhandelbar. Kindern gegenüber laufen wir leicht Gefahr, solche Gefühle zu bagatellisieren oder ihnen zu unterstellen, dahinter könnte sich ein Manipulationsversuch verbergen. Wenn Eltern die eigene Haltung zu der Angst ihrer Tochter geklärt haben und diese Angst ausreichend anerkennen können, ist die Basis für den Prozess der Entängstigung geschaffen.

Entängstigen erfolgt im ersten Schritt dadurch, dass Eltern ihre Tochter in einer Situation, die in ihr Angst auslöst, begleiten und ohne eigene Angst dabei sind. Der nächste Schritt besteht darin, ein Angebot zu unterbreiten. Mutter oder Vater können ihrer ängstlichen Tochter bei einem Waldspaziergang zum Beispiel die Hand reichen und sie ohne große Worte mitnehmen. Solche Erfahrungen kennt jeder Mensch: die große erwachsene Hand, die so greift, dass die kindliche Hand innen liegt und geschützt ist. Was kleinere Kinder oft spontan selber suchen, kann man Jugendlichen aktiv anbieten. Oft geht das Angebot bei Jugendlichen allerdings nicht mehr mit einem körperlichen Kontakt einher. Dann reicht es schon, einfach nebeneinander herzugehen. Auf diese Weise ergibt sich auch die Möglichkeit – anders als bei einem konfrontierenden Gespräch Face to Face –, entspannt miteinander zu reden. Jeder Schritt hinaus in die Welt bedeutet, sich ängstigendes Territorium wieder zurückzuerobern. Was jetzt vielleicht banal klingt, ist nach aller klinischen Erfahrung sehr wertvoll.

Ein Gespräch, bei dem die mutlose Tochter an die Hand genommen wird, sollte zunächst nichts problematisieren. Es sollte auch nicht das Gefühl entstehen, dass etwas vermieden oder um den heißen Brei herumgeredet wird. Wenn Eltern etwas auf der Seele liegt, dann ist es, wie es ist. Dann sollten sie ansprechen, was sie bewegt. Ist das Thema aufschiebbar, empfiehlt es sich, über Alltägliches, über Themen, für die sich das Mädchen interessiert, oder auch über früher zu sprechen.

Entängstigen heißt in der nächsten Stufe, mitzuteilen, dass Eltern den Glauben an ihre Tochter nicht verloren haben. Fragen von Eltern können zu einem besseren Verständnis von mutlosen Mädchen führen. Gegenseitige Fragen sind noch besser. Alles, was einen Dialog außerhalb ängstigender Themen ermöglicht, hilft. Die Mädchen wissen, dass ihre Angst irrational ist. Dabei ist es unterstützend, zu unterstellen und anzuerkennen, dass sie sich dafür schämen und keinen Ausweg sehen. Wenn man anerkennen kann, dass ein Ausweg gerade nicht herbeizuzaubern ist, dann tauchen manchmal kleine Visionen auf. Das klingt paradox und ist doch oft die einzige Möglichkeit: Erst in der Anerkennung der Ausweglosigkeit zeichnet sich ein Weg ab. Wenn man sich zum Beispiel in der Natur verlaufen hat, macht es keinen Sinn, einfach weiterzugehen. Man muss stehen bleiben, sich umschauen, vielleicht ein Stück zurückgehen und Ruhe bewahren. Dann erst kann man einen möglichen Ausweg sehen.

Die mutlosen Mädchen brauchen Erwachsene an ihrer Seite, die nicht aufgeben und ihnen zeigen, wie man mit Angst umgeht. Angst ist ein Gefühl, das uns alle jeden Tag in unterschiedlicher Intensität erreicht. Menschen, die keine Angst haben, verleugnen dieses Gefühl. Das führt allerdings nicht zu weniger Angst. Angst wird nur kleiner, wenn man sich ihr stellt. Jede Form von Ausweichen befeuert die Angst. Das gilt auch für jede Form von Unterdrückung. Entängstigen heißt also, die Angst anerkennen, ablenken, sich ihr stellen und den Umgang mit ängstigenden Situationen üben.

Kleine Schritte gegen die Angst sind große Schritte für die Seele. Manchmal müssen Eltern danebenstehen und ihre Töchter anfeuern, wie es Trainer tun, die ihre Zöglinge zu Hochleistungen anspornen möchten.

Letztlich muss für jedes mutlose Mädchen eine individuelle Strategie der Entängstigung gefunden werden. Die Mädchen sind dabei viel bessere Expertinnen für sich selbst, als man vielleicht denkt. Von dem Schulterzucken auf die Frage »Was brauchst du jetzt?« darf man sich nicht vorschnell zurückweisen lassen.

Entängstigen ist im Umgang mit den mutlosen Mädchen ein Baustein, der erst in der Gesamtschau möglicher Auswege zu seiner Bedeutung kommt. Genauso wie man manchmal gemäß dem afrikanischen Sprichwort ein ganzes Dorf braucht, um ein Kind großzuziehen, genauso braucht man bei diesen Mädchen einen Strauß an Möglichkeiten. Manchmal ist auch der Einsatz von Medikamenten angebracht.

Antidepressiva, Neuroleptika und Co.

Im Zusammenhang zwischen Mutlosigkeit und Depression ist es bereits angeklungen: Oft ist die klinische Beobachtung, dass Antidepressiva nicht wirken, ein diagnostisches Kriterium für den mutlosen Zustand der stecken gebliebenen Mädchen. Das heißt allerdings nicht, dass einzelne Mädchen nicht doch von der Verschreibung von Medikamenten profitieren können.

Um die Situation besser beurteilen zu können, macht es Sinn, sich einzelne Symptombereiche genauer anzuschauen. Dazu gehört der Schlaf. Schlaflosigkeit bis hin zu einer kompletten Tag-Nacht-Umkehr und viel Tagesschlaf unterstützen jede Form von depressiver Symptomatik und sind gleichzeitig Ausdruck davon. Viele Familien machen bei Störungen des Tag-Wach-Rhythmus den Fehler zu versuchen, das Einschlafen wieder nach vorne zu verlegen. Das führt nur zu langen Wachzeiten beim Einschlafen und kurbelt Grübelschleifen an. Wenn man das nächtliche Wachsein unterbrechen möchte, hilft nur Schlafentzug, also mindestens eine Nacht ohne Schlaf bis zum nächsten Abend. Unter Umständen bedarf es sogar einiger Tage in Folge mit jeweils einer normalen Nacht dazwischen. Beim eigentlichen Schlafentzug sollten die Mädchen die ganze Nacht nicht allein gelassen werden.

Ist der Schlafentzug nicht ausreichend und die Schlaflosigkeit gleichzeitig quälend, kann man über eine schlafanstoßende antidepressive Medikation nachdenken. In diesem Fall kann man sich Wirkstoffe zunutze machen, die als Nebenwirkung Müdigkeit induzieren. Eine antidepressive Wirkung ist in der geringen Dosis für den Schlafanstoß nicht zu erwarten, allerdings hellt ein guter Schlaf als solches die Stimmung durchaus auf.

Natürlich kann man bei tiefer Herabgestimmtheit und ausgeprägter Antriebslosigkeit über ein normales Antidepressivum nachdenken. Hier sind moderne Serotoninwiederaufnahmehemmer (SSRI) die Mittel der Wahl. Sie sind oft für Menschen vor dem 18. Lebensjahr nicht zugelassen, sind aber nebenwirkungsärmer und wirkungsvoller als herkömmliche Antidepressiva. Eine Verordnung im sogenannten »Off-Label-Use« ist dagegen erlaubt und oft auch angezeigt. Man muss Eltern und Kinder nur ausreichend darüber aufklären und sie darüber informieren, dass Hersteller bei diesem Verfahren aus jeder Haftung entlassen sind.

Wenn Angst vor allem im Sinn einer Angststörung im Vordergrund steht, gibt es aus der Gruppe der Neuroleptika anxiolytische (angstlösende) Medikamente, die – im Gegensatz zu Beruhigungsmitteln (Tranquilizern) – nicht abhängig machen und gut gegen Angst wirken können. Hier ist im Einzelfall zu klären, welches Medikament infrage kommt.

Ein anderes wichtiges Antidepressivum ist Sport. Es macht zwar wenig Sinn, die mutlosen Mädchen dann zu Bewegung aktivieren zu wollen, wenn sie in völlige Antriebslosigkeit versunken sind. Vor allem moralisierende Hinweise darauf, wie wichtig und gesund

Sport ist, erübrigen sich. Wenn es einen Rest an Motivation gibt, ist jede Form von Bewegung hilfreich. Besonders dann, wenn sie mit einer milden kardiovaskulären Belastung einhergeht. Am besten eignen sich Sportarten, die nicht gruppenlastig sind und schnell zu körperlichen Erfolgen führen wie Pilates oder Yoga. Dazu braucht man auch nicht zwingend eine Trainerin oder einen Trainer. Es gibt viele YouTube-Tutorials, die als Anleitung dienen können. Allerdings stärkt es den Mut, wenn der Sport nicht zu Hause stattfindet.

Für mutlose Mädchen kann auch eine tiergestützte Therapie sehr hilfreich sein, sind Tiere doch Lebewesen, mit denen man, auch ohne zu sprechen, gut auskommt. So eine Therapie lässt sich nicht durch einen Hund ersetzen, den sich ein Mädchen vielleicht schon lange wünscht. Ein Hund ist kein Garant dafür, dass es zum Spazierengehen das Haus häufiger verlässt. Im Gegenteil kann die Pflege und Versorgung des Hundes oft ein neuer Streitpunkt sein. Statt eines eigenen Hundes kann vielleicht ein ehrenamtliches Engagement im Tierheim in Betracht kommen, das die Mädchen verbindlich in einen Dienstplan einteilt.

Psychotherapie: Auf die Vielfältigkeit kommt es an

Ohne Zweifel haben die mutlosen Mädchen eine Indikation für eine psychotherapeutische Behandlung. Diese Psychotherapie sollte unabhängig von der tiefenpsychologischen oder verhaltenstherapeutischen Ausrichtung immer übende Elemente beinhalten. In der Verhaltenstherapie wird das sowieso der Fall sein. Ist die Therapeutin oder der Therapeut tiefenpsychologisch orientiert, geht sie oder er möglicherweise davon aus, dass es in den Sitzungen genügt, die Hintergründe und die Psychodynamik besser zu verstehen und zu reflektieren. Für die Mädchen gilt, dass sie viel über sich wissen und viel verändern möchten. Genau das aber gelingt ihnen nicht. Darauf zu setzen, dass allein durch Einsicht und Verstehen Veränderungsprozesse im Verhalten angestoßen werden, reicht meistens nicht aus.

In der Therapie ist es hilfreich, gemeinsam mit den Mädchen eine Liste von Verhaltensbereichen anzufertigen, die von leicht bis schwer Stück für Stück abgearbeitet wird. Eltern sollten sich nicht dazu verleiten lassen, daran mitzuarbeiten oder zu denken, sie könnten die Übungen begleiten. Das sollte immer dem therapeutischen Prozess überlassen bleiben. Therapeuten sollten sich nicht scheuen, auch kleine Übungen anzugehen.

Neben konkreten Übungen muss es auch um Exposition gehen. Die Mädchen müssen sich bestimmten aversiv besetzten Situationen aussetzen. Exposition ist eine Steigerung von verhaltenstherapeutisch orientierten Übungen, indem man sich mit einer ängstigenden Situation konfrontiert. Dies wird in der Regel nur in Anwesenheit des Therapeuten gelingen. Eine stoische Haltung hilft dabei, immer dranzubleiben – solange es die therapeutische Beziehung nicht gefährdet, weil es in der Wahrnehmung der Mädchen eine Wiederholung des elterlichen Drängens sein kann.

Neben anfordernden Elementen der Behandlung muss es aber auch immer um ein tieferes Verstehen gehen. Alle in diesem Buch zusammengetragenen Elemente vor allem unbewusster seelischer Impulse und Strukturen sollten sukzessive Thema in der Therapie werden. Je mehr die Mädchen von sich selbst verstehen, desto leichter wird es, Übungen anzugehen.

Wenn ein Mädchen begreift, dass es unbewusst gegen den mütterlichen Erfolg revoltiert, kann es freier werden und überprüfen, ob es das auch weiterhin tun möchte. Ein bewusster Protest ist etwas anderes als ein unfreies Aufbegehren. Vor allem ist es wichtig, dass die Mädchen erkennen, wie sehr sie ihre Suche nach Identität gegen sich selbst richten. Das leitet sofort zu ihrem mangelnden Selbstbewusstsein über, das den Mädchen einflüstert, sie seien nichts wert. Letztlich wird es immer die richtige Mischung zwischen Anfordern, Üben und Verstehen sein, die die mutlosen Mädchen voranbringen kann.

Elternarbeit ist ein integraler Bestandteil jeglicher kinderpsychotherapeutischer Arbeit. Manchmal ist es sinnvoll, die Elternarbeit in einem psychotherapeutischen Team zu verteilen. Insbesondere dann, wenn Eltern eigene Themen haben, die zwar mit ihren Töchtern zusammenhängen, sich aber darüber hinaus durch davon unabhängige Elemente auszeichnen. In diesem Fall haben sich besonders Eltern- oder Müttergruppen bewährt. Da Väter nach wie vor mehr Angst vor Gefühlen haben als Mütter, sind es eher die Müttergruppen, die hilfreich sein können. Hier erleben die Mütter, dass sie mit ihrem Thema nicht allein sind. Diese Erkenntnis führt oft schon zu einer Entlastung. Außerdem können Mütter bei ihren eigenen Themen durch andere Mütter gut begleitet werden. In einem psychodramatischen Setting gelingt das besonders gut, weil das Sharing, also das Teilen von Gefühlen, ein basaler Bestandteil dieser Methode ist.

Auch Selbsthilfegruppen gibt es zu vielen Themen in fast jeder Stadt. Sie können eine Alternative zu therapeutischen Elterngruppen sein, haben allerdings keinen psychotherapeutischen Anspruch.

Normalerweise arbeiten Psychotherapeuten immer auf ihren therapeutischen Raum der Praxis begrenzt und legen auch Wert darauf, dass dessen Grenzen gewahrt bleiben. Mutlose Mädchen, die sehr zurückgezogen leben und die elterliche Wohnung kaum oder gar nicht mehr verlassen können, sind in der Regel auf eine stationäre Behandlung angewiesen. Eine Alternative dazu ist das sogenannte »Home Treatment«, das es in manchen Ambulanzen kinder- und jugendpsychiatrischer Kliniken gibt. Auch in einem normalen ambulanten Setting ist das möglich. Dabei wird es von der Arbeitsweise und Flexibilität der Therapeuten abhängen, ob es umsetzbar ist. Gerade die mutlosen Mädchen erfordern oft unorthodoxe Methoden und Herangehensweisen. Der Einbezug von Jugend- oder Sozialämtern kann übliche Versorgungsstrukturen ergänzen, wenn alle damit einverstanden sind.

Exkurs: Psychodrama

Psychodrama ist eine von dem österreichisch-amerikanischen Psychiater Jacob Levy Moreno (1889 bis 1974) begründete Methode der Psychotherapie. Abgeleitet vom Stegreifspiel der Kinder wird in einer Psychodramagruppe ein Problem oder Thema eines Gruppenmitglieds szenisch gestellt und mittels der Techniken von Rollentausch und Doppeln zu einem tieferen Verständnis geführt. Die Soziometrie, eine Methode zur Sichtbarmachung der Beziehungsstruktur in Gruppen, ist ein weiterer von Moreno begründeter Bestandteil dieser Form psychotherapeutischer Arbeit. Das Psychodrama, das nach Moreno »die Wahrheit der Seele durch Handeln ergründet«, ist eine Methode, die sich besonders für die Bereiche Kinderpsychotherapie, Gruppenpsychotherapie und Supervision eignet. Sie führt zu schnellen Erkenntnissen und eröffnet die Möglichkeit, im virtuellen Raum der Bühne zu handeln und auszuprobieren. Vor allem Kinder können mit Stegreifspielen viel anfangen, weil sie zum Repertoire kindlicher Bewältigungsstrategien gehören.

Im Zentrum der Behandlung steht ein Auftrag

Unabhängig davon, ob Psychotherapie verhaltenstherapeutisch oder tiefenpsychologisch orientiert arbeitet: Immer geht es um die Veränderung von Haltungen und Einstellungen, um das Verstehen eigener innerseelischer Vorgänge und um das Modifizieren von Verhaltensmustern. Normalerweise orientieren wir uns an dem Auftrag der Kinder, Jugendlichen und ihrer Familien. Der Auftrag des Kindes steht immer im Zentrum, weil fremdgesteuerte Behandlungen wenig Sinn machen, selten von Erfolg gekrönt und ethisch fragwürdig sind.

Damit beginnt aber bei den mutlosen Mädchen schon das Problem. Wenn sie überhaupt einen Auftrag benennen können, dann klingt das oft eher unspezifisch, zum Beispiel: »Damit es mir wieder besser geht.« Fragt man nach, was »besser« denn bedeuten könnte oder woran die Mädchen das bemerken könnten, entsteht viel Ratlosigkeit. Kennzeichen der mutlosen Mädchen ist gerade deren Ziellosigkeit. Wie sollen sie dann ein Ziel für die Psychotherapie benennen? Damit entsteht von Beginn an ein besonderes Dilemma: Wir ringen um ein Behandlungsziel, das aber so immanent mit der Symptomatik der Mädchen verbunden ist, dass die gesamte Behandlung die Suche nach dem Ziel ist.

Immerhin: Die Mädchen verweigern sich nicht und kommen sowohl in die ambulante als auch in die stationäre Therapie. Ihr Wunsch nach »besser« ist authentisch und ehrlich und gleichzeitig Ausdruck ihres ungeheuren inneren und unüberwindbar erscheinenden Gefängnisses. Der Leidensdruck der mutlosen Mädchen ist groß, aber jede Veränderung ist mit so viel Widerstand und Angst verknüpft, dass schon der Beginn der Behandlung holprig wird.

Nun ist es nichts Ungewöhnliches, das ein Kind oder ein Jugendlicher kein Ziel benennen kann. In der Regel findet man gemeinsam nach kurzer Zeit eine kleine Lücke in der seelischen Abwehr, die sich immer und bei allen Menschen gegen Veränderung aufbaut. Jede Veränderung, die bei den mutlosen Mädchen ansteht, hat etwas mit Expansion zu tun, also damit, nach außen zu gehen.

Das beginnt schon mit einem Sich-Zeigen, manchmal schon mit dem Aufstehen oder dem Zähneputzen. Wer nun denkt, das müsste doch einfacher sein und die Mädchen bräuchten nur klare Ansagen oder eine harte Hand, der ist an dieser Symptomatik noch nicht gescheitert. Möglicherweise ließe sich der Rückzug durch ein forciertes Bootcamp durchbrechen, allerdings ist so ein Vorgehen heute weder ethisch noch juristisch umsetzbar – zum Glück. So bleibt also nur die Suche nach einem Auftrag und die Suche nach etwas, das die Mädchen locken könnte.

Ambulant oder stationär?

Wenn die ambulante Behandlung nicht ausreicht, kann eine Indikation für eine stationäre Behandlung entstehen. Insbesondere dann, wenn die normalen Alltagsvollzüge wie Schulbesuch von den Mädchen nicht mehr bewältigt werden. Unsere Erfahrung zeigt, dass der Aufenthalt in der Klinik durchaus hilfreich ist – solange man von den Mädchen keine konkrete Bewältigung wie etwa des Schulbesuchs verlangt. Die Kliniken sind oft ein Schutzraum, in dem die Mädchen in einem befriedigenden Austausch mit anderen Mitpatienten leben und den Klinikalltag meistern. Sobald es nach draußen in die Schule oder eine andere alltagsnahe Beschäftigung gehen soll, zeigen sich auch in der Klinik dieselben Symptome und dasselbe Verharren wie zu Hause. Dann sind die naturgemäß regressionsfördernden Strukturen der Klinik für die Mädchen nicht hilfreich.

In vielen anderen Fällen, bei anderen Diagnosen, ist der Schutzraum der Klinik hilfreich, weil er dazu führt, dass die Kinder und Jugendlichen aus dem Schutz heraus neue Entwicklungen aufnehmen können. Bei den mutlosen Mädchen haben wir oft den Eindruck, als könnte dieser Schutzraum toxisch werden. Wir sind deshalb dazu übergegangen, den Schulbesuch zur Bedingung der Behandlung zu machen. Manchmal ermöglicht der Wechsel an einen anderen Ort und in ein anderes Setting mehr, als im ambulanten Rahmen denkbar ist. Ein externer Schulbesuch ist nicht in jeder Klinik möglich und natürlich nur, wenn die Heimatschule erreichbar ist.

Aber auch in der Klinik gilt, dass wir einer Verweigerung oder Überforderung nur begrenzt etwas entgegensetzen können. Wie überall verbieten sich Zwangsmaßnahmen und sind nicht umsetzbar. Bei Verläufen, bei denen sich schnell zeigt, dass die Mädchen sich nicht bewegen, sollte möglichst bald entschieden werden, ob eine Fortführung der stationären Behandlung sinnvoll und zielführend ist.

Die Frage nach einer Beendigung der ambulanten Behandlung im Fall eines Persistierens der Symptomatik ist komplex und schwierig. Immer wird es um die Frage gehen, was unethischer ist: eine Behandlung ohne schnelle Verbesserung der Symptomatik fortzuführen oder die mutlosen Mädchen ihrem Schicksal zu überlassen. »Die Hoffnung stirbt zuletzt« – dieser Grundsatz gilt auch für Kinder- und Jugendpsychiater und Psychotherapeuten. Die Entscheidung darüber ist eine, die jede Behandlerin und jeder Behandler nur ganz für sich allein entscheiden kann und muss. Die Supervision durch ein Team oder erfahrene Kollegen ist hilfreich, nimmt aber niemandem die Entscheidung ab.

Es gibt Fälle, in denen eine Langzeitbehandlung über mehrere Jahre indiziert sein kann. Dabei müssen auch die Krankenkassen mitspielen, was in der Regel nur schwer und selten gelingt, jedenfalls bei sogenannten »Antragspsychotherapien«. Kinder- und Jugendpsychiatrische Behandlungen sind dagegen nicht limitiert und auch nicht antragspflichtig. Sie werden von den gesetzlichen Krankenkassen allerdings nicht so honoriert, dass man daraus eine psychotherapeutisch orientierte kinder- und jugendpsychiatrische Behandlung machen könnte. Im Bereich der privaten Krankenkassen und Selbstzahler ist dies anders. Dann sind Langzeitbehandlungen möglich.

Ein natürlicher Einschnitt oder ein natürliches Ende der Behandlung erfolgt oft durch Erreichen des 18. oder 21. Lebensjahrs. Der Übergang in das Erwachsenenalter markiert auch den Übergang in das damit verbundene Versorgungssystem durch Psychiater und Psychotherapeuten. Es kann sinnvoll sein, diesen Übergang zu nutzen, um mehr erwachsene Realität einzuführen. Wenn das überfordernd ist und die Krankenkasse es zulässt, kann es genauso sinnvoll sein, die Behandlung fortzusetzen. Kinderpsychotherapeuten sind es gewohnt, fürsorglicher und versorgender zu sein. Psychotherapeuten werden mehr darauf achten, was in der Selbstverantwortung der Patientin liegt. Das kann hilfreich sein, es kann aber die Überforderung der mutlosen Mädchen auch fortsetzen.

Steht die Frage im Raum, ob eine Behandlung beendet werden muss, weil sie nicht erfolgreich ist, so sollte vor diesem Aufgeben eine lange und differenzierte Phase der Prüfung liegen. Das gilt für die Therapeuten genauso wie für die Eltern. In der Regel kommt eine Beendigung der Behandlung einer unterlassenen Hilfeleistung nahe.

Manchmal hilft nur eine Trennung

Die mutlosen Mädchen verführen Eltern und Therapeuten oft dazu, nah an ihnen dranzubleiben. Ihr Rückzug wird innerlich schnell gleichgesetzt mit Resignation. Das Schlimmste wäre, die Mädchen in dieser Situation aufzugeben. Außerdem birgt die bei Eltern und Therapeuten entstehende Ratlosigkeit einen Sog, dem man sich kaum entziehen kann.

In dieser Konstellation steckt eine Dynamik von Erpressung. Niemand wird sein Kind alleinlassen, wenn dessen Entwicklung nicht mehr weiter vorangeht. Als Eltern kann man sich viel für sein Kind vorstellen. Viele Wege in das erwachsene Leben sind möglich. Es kommt kaum noch vor, dass Kinder bestimmte Entwicklungen vollziehen müssen. Die Wahlfreiheit für Jugendliche heute ist groß, die Auswahl unübersichtlich. Manchmal wird diese Freiheit zur Unfreiheit, weil Kinder in der Unübersichtlichkeit ihrer Möglichkeiten gefangen sind. Zusätzlich gilt es herauszufinden, wo die eigenen Fähigkeiten und Talente liegen. Wenn Eltern dann dicht an ihrem Kind dranbleiben, kann es zu Verknotungen kommen, die die Beziehung kompliziert werden lassen.

Nimmt man das Wort »auseinandersetzen« wörtlich, dann stellt man Abstand her und kann sich dadurch gegenseitig besser wahrnehmen. Die mutlosen Mädchen verleiten Eltern und Therapeuten mit ihrer Symptomatik dazu, dass sie auf keinen Fall aufgeben möchten. Das Schlimmste wäre, die Mädchen ihrem Schicksal zu überlassen. Zuzuschauen, wie sich nichts entwickelt, ist nicht auszuhalten.

Wie schon erwähnt, entwickeln sich Kinder in bestimmten Phasen besser, wenn Eltern nicht hinschauen. Der elterliche Blick ist nicht immer nur förderlich. Neben der Scham, die entstehen kann, wenn man sich beobachtet fühlt, sind es vor allem regressive Impulse, die ausgelöst und hinderlich werden können. Die spontane Verantwortungsabgabe führt bei den mutlosen Mädchen dazu, dass sie sich darauf verlassen, dass der nächste Vorschlag von elterlicher Seite kommen wird. Gerade in engen Beziehungen können sich darüber fatale Dynamiken entwickeln. Die Mädchen regredieren und werden psychisch jünger. Das führt zu erneuten Anstrengungen, ihnen noch mehr und noch bessere Vorschläge zu unterbreiten, und der Kreislauf zunehmender Regression ist eingeleitet.

An solchen Stellen hilft nur eine Trennung. Das muss keine räumliche Trennung sein. Oft gelingt schon dadurch ein wichtiger Schritt, dass man seine Haltung ändert und eine innere Trennung vollzieht. Auf diese Weise schafft man eine innere Distanz, die weniger kontrolliert, weniger sorgenvoll auf das Mädchen schaut und ihm mehr Verantwortung übergibt.

Wenn es logistisch und vom Alter her möglich ist, kann auch eine reale räumliche Trennung indiziert sein. Das kann ein Internat sein, eine eigene Wohnung oder auch eine vorübergehende Unterkunft bei Verwandten. Therapeutische Wohngruppen sind ebenfalls eine hilfreiche Alternative. Hier leben die Mädchen in einem professionellen pädagogisch-therapeutischen Setting. Dieses Setting arbeitet auch immer mit einem Auftrag und einem Ziel. Im familiären Rahmen kann der Einbezug von alternativen Erwachsenen oder Paten als Bezugspersonen eine Unterstützung sein.

Paten als zusätzliche Bezugspersonen

Ursprünglich sind Paten für den Fall in unser Familiensystem eingeführt worden, dass ein oder beide Elternteile nicht mehr für ihr Kind sorgen können oder sterben. Zum Glück kommt das nur äußerst selten vor. Dennoch ist es weiterhin üblich, dem eigenen Kind ein oder zwei Paten zur Seite zu stellen. Das ist ein sehr schönes und fürsorgliches Ritual.

Paten sind dazu da, um ihren Patenkindern im Prinzip dasselbe zu sagen wie die Eltern. Die Ratschläge aus Patenmund klingen allerdings anders. Da zwischen Paten und Patenkindern nicht dieselbe Nähe und Verstrickung herrscht wie zwischen Eltern und Kindern, führt die Distanz dazu, dass Vorschläge und Ideen nicht so bedrohlich klingen.

Dabei muss es sich bei den Paten nicht um reale Paten handeln, es können auch inoffiziell ernannte Paten sein, zum Beispiel Freunde der Eltern, weitläufige Verwandte, Nachbarn oder Lehrer, zu denen die mutlosen Mädchen eine besonders vertrauensvolle Beziehung haben.

Aufpassen sollte man damit, solche alternativen Bezugspersonen mit elterlichen Aufträgen auszustatten. Das wäre manipulativ, so gut es auch gedacht sein mag. Im Vertrauen darauf, dass zwischen der Patin oder dem Paten und dem Mädchen ein guter Kontakt besteht und beide selbstverantwortlich damit umgehen, kann und sollte ein eigener Dialog entstehen. Dieser Dialog ist dann die Grundlage dafür, dass das Mädchen Dinge hören kann, für die es bei den eigenen Eltern taub ist. Diese seelisch bedingte Taubheit ist dem eigenen Autonomieimpuls geschuldet. Er hat ab der Pubertät zur Folge, dass die Mädchen viele elterliche Impulse abwehren. Kommt der Impuls dagegen von der Patin oder dem Paten, ist er nicht »kontaminiert« und kann freier aufgenommen werden.

Paten können – ähnlich wie selbst gewählte Vertrauenslehrer in der Schule – einen eigenen Raum mit den Mädchen kreieren. Dieser Raum ermöglicht den Mädchen einen offeneren Blick. Die dynamischen Reflexe, die mit den Eltern so schnell einrasten, kommen hier gar nicht oder verzögert zum Tragen. Paten sind großzügig und wohlwollend. Das spüren alle Kinder und können deshalb mehr zulassen, mehr zuhören und auch mehr Hinweise und Ratschläge akzeptieren.

Paten sind mit Adoptiveltern vergleichbar und nehmen ihre Patenkinder fast wie »an Kindes statt«, also wie eigene Kinder an. Nur dass die Patenschaft nie so weit gehen darf, dass sie mit der Elternschaft in Konkurrenz gerät. Paten begleiten und flankieren eine Entwicklung. Eine Konkurrenz zu den Eltern würde eine Wegnahme des Kindes bedeuten. Das kann nur zu Loyalitätskonflikten führen und ist eine Dimension, die kein Kind, kein mutloses Mädchen verträgt. Die Kunst von Paten ist es, eine eigene Beziehung mit eigener Sprache und Begleitung zu finden, ohne die Patenkinder durcheinanderzubringen.

Mit dem intimen Wissen über das mutlose Patenkind und über seine Eltern kann ein Raum geschaffen werden, der eigenständig ist und gleichzeitig Bezug zum Gesamtsystem hat. Eltern müssen Paten vertrauen und nicht alles wissen, was diese mit dem mutlosen Mädchen besprechen. Paten bringen einen eigenen Blick auf das Kind in das Gefüge ein. Dieser Blick hilft den Eltern, sich zu distanzieren. Und mit etwas größerem Abstand kann es gelingen, mehr zu sehen.

Manchmal muss man Menschen außerhalb der eigenen Familie fragen, wie die Kinder gediehen sind. Kinder verhalten sich im sicheren familiären Hafen immer anders als in der Welt drum herum. Eltern haben manchmal Zweifel daran, dass sich ihre Kinder gut entwickeln. Dann hilft es, jemanden zu fragen, der etwas weiter weg steht und die Situation neutraler betrachtet.

Auch mutlose Mädchen brauchen einen Beruf

Wenn die mutlosen Mädchen älter werden und dann schon ein, zwei oder gar drei Jahre seit Therapiebeginn vergangen sind, sich aber trotzdem nichts an ihrem Zustand des Steckenbleibens verändert hat, muss auch über materielle Wirklichkeiten gesprochen werden. Es gibt familiäre ökonomische Wirklichkeiten, in denen auch durch ein lebensunfähiges Kind keine Not entsteht. Für viele Familien kann eine dauerhafte finanzielle Unterstützung der Mädchen aber eine große wirtschaftliche Anstrengung bedeuten.

Unabhängig von der materiellen Basis einer Familie ist es sinnvoll, den Mädchen nicht vorzugaukeln, dass es ein Leben ohne eigene Einkünfte geben kann. Das heißt nicht, dass Eltern die finanziellen Mittel künstlich verknappen oder gar Sanktionen einführen sollten. Die Mädchen sollten aber mitbekommen, dass eine irgendwie geartete Arbeit die Voraussetzung für ein eigenes Leben ist.

Die sozialen Systeme in Deutschland sind schon lange nicht mehr nur dazu da, ökonomisch zu unterstützen, wenn Menschen nicht ausreichend lebensfähig sind. Die Jugendämter sind von Natur aus darauf ausgerichtet, in einem rehabilitativen Sinn zu helfen. Und auch Sozial- und Arbeitsämter können Angebote vermitteln, bei denen es um einen langsamen Anschluss an die Ausbildungs- und Arbeitswelt geht. Aus den Kliniken heraus wird diese Kooperation schon immer gelebt, um Anschlussversorgungen für die Mädchen zu organisieren, die jeden Schritt in die Normalität unterstützen und anleiten.

Eltern sollten sich nicht scheuen, jede Realität, die das Leben der Mädchen und das Leben der Familie betrifft, anzusprechen und zu leben. Es muss im Leben eines jeden heranwachsenden Menschen einen Plan geben, wie lange die elterliche materielle Unterstützung andauern kann und soll. Alle sozialen Systeme wie Kindergeld oder

Versicherungsstatus setzen voraus, dass es einen natürlichen Prozess des Erwachsenwerdens gibt. Wenn man Ausbildungs- und Studienzeiten hinzuzählt, erfolgt die finanzielle Unterstützung oft so lange, bis die Kinder maximal Mitte zwanzig sind. Das sollte die Zeit sein, die man dem Nachwuchs heute einräumt, um endgültig im eigenen Leben anzukommen.

Wenn wir auf unsere jüngeren mutlosen Mädchen schauen, heißt das: Es ist noch Zeit. Zeit, die uns nicht dazu verführen sollte, in Ruhe abzuwarten. Aber genug Zeit, die uns Spielraum lässt. Spielraum für Entwicklung, für Geduld und für beständige Anerkennung der Realität. Dennoch geht manchmal gar nichts mehr. Was dann?

Wenn gar nichts mehr geht

Auch nach einer langen Zeit des Verstehens, Begleitens, Gegenhaltens und Nichts-unversucht-Lassens – es kann irgendwann einen Punkt geben, an dem Eltern sagen, dass sie nicht mehr können, und Psychotherapeuten aufgeben. Wenn mutlose Mädchen trotz aller Bemühungen noch mutloser werden, kann es sein, dass alle den Eindruck haben, es geht gar nichts mehr, und jede Form von Hoffnung oder vorsichtigem Optimismus versiegt. Wenn alle mit ihren Ideen und Strategien am Ende sind, dann darf und muss man aufgeben. Auch Eltern dürfen sich schützen und haben ein Recht darauf, sich um sich und andere Familienmitglieder zu kümmern.

Aufgeben muss dann nicht Rückzug bedeuten. In diesem Fall geht es darum, sich mit der Entwicklung der mutlosen Tochter abzufinden, im besten Fall auszusöhnen. Die Entwicklung von Kindern bewegt sich immer im Spannungsfeld von Anerkennen und

Beeinflussen. Auf der einen Seite gilt es, unbeeinflussbare genetisch bedingte Persönlichkeitsmerkmale anzuerkennen. Auf der einen Seite steht die Verpflichtung, die Seele des Kindes in einem guten Sinn zu formen.

Wir wissen, dass beide Pole ihre Berechtigung haben. Als Psychiater oder Psychotherapeut lebt man von der Idee der Beeinflussbarkeit. Die Beeinflussbarkeit geschieht auf der Basis einer vertrauensvollen therapeutischen Beziehung, durch Üben, durch Anerkennen von psychischen Grundlagen und durch gemeinsames Verstehen. In dieser Reihenfolge. Eltern, die ihr Kind – im Extremfall – eher wie ein Haustier betrachten, das man allenfalls konditionieren kann, werden Beziehungsstörungen hervorbringen. Eltern, die davon ausgehen, die Seele eines Kindes sei wie ein weißes Blatt Papier, das sie nach ihren eigenen Vorstellungen prägen können, werden unausweichlich mit Schuldgefühlen konfrontiert, wenn sich das Kind aufgrund seiner Persönlichkeit anders entwickelt als geplant.

Mit zunehmendem Alter eines Kindes oder Jugendlichen greifen zusätzlich Selbstbestimmungsrechte und -pflichten. Das gilt juristisch, ist hier aber auch moralisch gemeint. Auch ein kleines Kind, das den Spinat angewidert ausspuckt, wird man nicht zwingen, ihn zu essen. Die Selbstbestimmung ist ein guter Gradmesser für die Beziehung zwischen Kindern und Eltern. In ihr verschmilzt der von außen kommende liebevolle Impuls zur Entwicklung mit dem von innen kommenden Impuls der Eigenbestimmung. Die Legierung, die dabei entsteht, ist die jeweils individuelle und einmalige Entwicklung eines Menschen.

Wenn in der Entwicklung eines mutlosen Mädchens gefühlt keine Weiterentwicklung mehr möglich erscheint, dann bleibt nichts anderes übrig, als diesen Umstand anzuerkennen – voller Respekt vor dem bis hierher beschrittenen Weg und vor den Grenzen aller Betroffenen. In diesem Fall geht es in erster Linie darum, die materielle Sicherheit des Mädchens zu gewährleisten, soweit dies in den elterlichen Möglichkeiten liegt. Außerdem geht es darum, eine innere Haltung einzunehmen, die die Mutlosigkeit der Mädchen als eine Form der psychischen Behinderung anerkennt.

Eine psychische Behinderung zu akzeptieren – das ist etwas, das uns allen schwerfällt. Gelingt das bei Erkrankungen wie chronischer Schizophrenie oder chronischen Depressionen inzwischen leichter, ist die Akzeptanz im Fall der mutlosen Mädchen komplexer. Das hängt mit der schwer zugänglichen Erklärbarkeit des Phänomens der Mutlosigkeit zusammen. Es ist sehr hart, sich von der Hoffnung auf Veränderung zu verabschieden.

Der Abschnitt »Wenn gar nichts mehr geht« ist nicht das Ende dieses Kapitels, das die Auswege für mutlose Mädchen und ihre Familien beschreibt. Es kommt nur äußerst selten vor, dass die Auswege nicht helfen und zu Sackgassen werden. Es ist die Ausnahme, dass ein Weg, der wie ein Zugang zum Gipfel mit einem vielversprechenden Ausblick auf die Landschaft aussah, auf halber Höhe oder in einem niedrigen Basislager endet. Manchmal steigen die Mädchen auch wieder in das dunkle Tal herab. Ob sie dort verharren oder ob es auch dort irgendwie lebbar werden kann, wird man nicht vorhersagen können. Entwicklungen brauchen manchmal mehr Zeit. Zeit ist offensichtlich eine Dimension, die für mutlose Mädchen bedeutsam ist.

Alles braucht seine Zeit

Man kann Samen nur säen und pflegen. Ob sie aufgehen, weiß man nicht. Dinge brauchen ihre Zeit, das weiß auch der Volksmund. Zeit heilt sogar alle Wunden, wie man gemeinhin sagt. Die mutlosen Mädchen verlangen Eltern nicht selten eine endlos erscheinende Geduld ab. Manchmal wirkt der Alltag wie eine ratternde Berg- und Talfahrt auf einer Achterbahn ohne Ausschalter.

Und dennoch: Die klinische Erfahrung der letzten Jahre zeigt, dass ein endgültiges Versinken in der Mut- und Hoffnungslosigkeit sehr selten ist. Wir können das noch nicht genauer bestimmen, weil wir Therapeuten auch immer noch dabei sind, mit den Mädchen gemeinsam zu wachsen. Sie sind inzwischen zwanzig Jahre alt oder älter, einige von ihnen stecken immer noch fest. Aber wir geben nicht auf. Wir haben erlebt, wie die Mehrzahl der Mädchen doch ihren Ausweg findet.

Als Kinder- und Jugendpsychiater oder Psychotherapeut fragt man sich bei allen Behandlungen, wie groß unser Einfluss auf die Entwicklung der Kinder und auf die Linderung ihrer Symptome und Erkrankungen tatsächlich ist. Auch wir schwanken – wie Eltern – zwischen Selbstzufriedenheit und großer Befriedigung bei guten Verläufen und Selbstzweifeln bis hin zur Verzweiflung bei statischen Verläufen oder Verschlechterungen. Dann bleibt auch uns nichts anderes übrig, als nicht aufzugeben und auf die Zeit zu setzen.

Als Behandlerin und Behandler lernt man, auf die intrinsische Entwicklung eines Kindes zu vertrauen. Kinder wachsen von allein, werden aber nicht von allein groß. Der entscheidende Hinweis dieser Erkenntnis steckt dabei im zweiten Teil des Satzes. »Nicht von allein« kann zum Beispiel bedeuten, nur dabei zu sein oder danebenzustehen. Liebevoll und aufmerksam. Auch unser Blick und unsere Haltung sind Dimensionen der Beziehung, die tragen und unterstützen.

Manchmal gibt es bei chronischen psychischen Erkrankungen und Beeinträchtigungen auch das »Schalter-Phänomen«. Ein selbstverletzendes Mädchen hört plötzlich damit auf und beschreibt, dass es nun »genug« sei. Ein anorektisches Mädchen gibt nach Jahren ihre Restriktion auf und beginnt, normal zu essen. In beiden Fällen steht man als Therapeutin oder Therapeut bescheiden daneben und nimmt staunend zur Kenntnis, dass dieser Schritt keinen Zusammenhang mit der Psychotherapie hat. Das Kind wird plötzlich ohne unser Zutun gesund. Man kann sich dann Mühe geben und einen Zusammenhang herstellen, der wird sich aber, wenn man wirklich ehrlich ist, kaum finden lassen.

So ist die Zeit als abschließende Dimension ein Ausweg, der immer bleibt und nicht zu gering geschätzt werden sollte. Die Hoffnung stirbt zuletzt. Das ist weder ironisch noch zynisch gemeint. Zeit begleitet uns und die mutlosen Mädchen mit einem hoffnungsvollen Ticken. Jede Bewegung der Zeiger spricht letztlich für die Mädchen. Wir sollten deshalb das Ticken nicht wie ein Herunterzählen gegen null auffassen, sondern eher wie das Schlagen eines Metronoms, das einen gleichmäßigen Takt vorgibt. Einen Takt, der jedenfalls nicht langsamer wird. Wenn wir den Mädchen zutrauen, in ihrem schon immer angelegten Takt weiterzugehen, dann gibt es auch für sie ein Ziel.

Jetzt hat sie mich zum Schluss wieder eingeholt – die nicht enden wollende Hoffnung. Ich bin froh, dass sie nicht endet. Mir zeigt sie, dass sie nicht aufgeben möchte. Und auch nicht aufgeben kann. Solange darin ein Freiraum entsteht, eine Möglichkeit, weiterzumachen, ist die in der Zeit geborgene Hoffnung ein großer Schatz.

Was hilft denn nun?

In diesem Kapitel habe ich viele verschiedene Auswege aus der Mutlosigkeit aufgezeigt. Anspruchsvolle seelische Entwicklungen erlauben keine kurzen Antworten. Checklisten und Rezepturen würden der komplexen Symptomatik und Dynamik der mutlosen Mädchen nicht gerecht.

Um nicht nur verkürzt zu wiederholen, was in diesem Kapitel beschrieben ist, stelle ich hier konkrete Hinweise für Eltern und Therapeuten vor. Daraus lassen sich auch eigene Sätze machen: Sätze für sich selbst, Sätze für Eltern untereinander und Sätze für die Mädchen.

- So paradox es im Fall der eingeengten mutlosen Mädchen auch klingen mag: Wir müssen ihnen Raum geben – Raum für Entwicklung.
- Ohne Vertrauen gelingt weder Beziehung noch Veränderung.
- Es geht nicht ohne die Auseinandersetzung mit eigenen Anteilen – ohne Schuldsuche und Schuldzuweisung.
- Die eigene Haltung ist das Entscheidende. Im Kontakt mit anderen teilt sich immer das mit, was nicht ausgesprochen wird. Dann ist es besser, die Haltung zu verändern. Den Blick.
- Eigene Schuldgefühle übertragen sich und sind nicht hilfreich.
- Für echte Schuld kann man sich immer entschuldigen.
- Die bewährte »Holding Function«, das nonverbale emotionale Halten des Säuglings, muss reaktiviert werden. Ohne darüber zu sprechen.
- Aus Halten muss manchmal Aushalten werden.
- Manche kindlichen Schritte gelingen besser, wenn niemand hinschaut.

- Ohne jugendpsychiatrisch-psychotherapeutische Behandlung wird es nicht gehen. Ob ambulant, teilstationär oder stationär muss im Einzelfall entschieden werden.
- Über die Verwendung von Medikamenten muss immer wieder nachgedacht werden.
- Zu viele gute Ideen und Vorschläge helfen nicht. Zwang bringt erst recht nichts.
- Da ein Kernsymptom der mutlosen Mädchen deren Angst ist, hilft nur entängstigen, also die Angst anzuerkennen und den Umgang mit ängstigenden Situationen zu üben. Beruhigen oder verleugnen, dramatisieren oder bagatellisieren ist dagegen kontraproduktiv. Kurz gesagt: »Ich verstehe, dass du Angst hast.«
- Das Fundament der guten Beziehung zu den mutlosen Mädchen darf reaktiviert werden.
- Je nach Alter des Mädchens hilft auch eine Trennung. Ein getrenntes Leben in Wohngruppen oder Internaten kann sehr unterstützend sein.
- Die Aktivierung von ernannten oder gewachsenen Paten führt Erwachsene ein, die nicht so emotional mit den Mädchen verwoben sind. Paten brauchen immer die elterliche Erlaubnis, unabhängig agieren zu dürfen.
- Manche Mädchen brauchen einen Schonraum. Das heißt aber nicht, dass man sie komplett vor der Realität bewahren sollte. Dazu gehören vor allem die materielle ökonomische Wirklichkeit sowie die emotionalen Grenzen von Eltern und Familien.
- Wenn es geht: Sprechen hilft. Sprechen mit Bedacht.
- Zeit heilt nicht alle Wunden. Aber Zeit und Zeitzugaben können helfen, eine Entwicklung zu vollziehen. Auch wenn sie ein paar Jahre Verspätung hat.

- Was bleibt und bleiben muss, ist unsere Hoffnung. Sie ist mit einer wertschätzenden und respektvollen Einladung an die Mädchen verbunden. Ohne Verfallsdatum.

90 Sätze für Eltern

Wer es gewohnt ist, mit möglichst genauen Checklisten und Verhaltensanweisungen umzugehen, und sich von einem Kinder- und Jugendpsychiater »etwas Konkretes« wünscht, ist manchmal enttäuscht. Die Vielfalt der kindlichen Seele und die Diversität familiärer Konstellationen ermöglichen Aussagen nur für den Einzelfall. Und auch dort geht es nicht immer so direktiv zu, wie Eltern sich das vielleicht vorstellen. Um so konkret wie möglich zu sein, folgen hier neunzig Sätze für Eltern. Sätze, die allgemein in der Arbeit mit psychisch kranken Kindern entstanden sind. Sätze, die etwas erklären, etwas raten oder nur Hinweise geben. Manches davon mag selbstverständlich sein und banal klingen. Dennoch macht es Sinn, sich diese Sätze immer wieder zu vergegenwärtigen.

1. Sie sind die Expertin oder der Experte für Ihr Kind.
2. Versuchen Sie lieber nicht, auf der Suche nach Schuld zu sein.
3. Es gibt manchmal schwierige Kinder.
4. Es gibt Kinder, die kommen so zur Welt.
5. Sie haben immer Ihr Bestes gegeben.
6. Wer zieht, hat verloren.
7. Machtkämpfe kann man nicht gewinnen.
8. Familienleben ist wie Mengenlehre: Es kommt auf die Überschneidungen an.

9. Auch wenn Sie kein Ehepaar mehr sind, bleiben Sie immer Eltern.
10. Von Kindern kann man sich nicht scheiden lassen.
11. Wer eskalieren lassen kann, kann auch deeskalieren.
12. Gerechtigkeit bedeutet nicht einen »Apfel« für jeden; manche mögen »Birnen« lieber.
13. Manche Kinder sind für das Nein der Welt nicht geschaffen.
14. Haben Sie schon einmal einen Rollentausch mit Ihrem Kind versucht?
15. Es gibt Mamakinder und Papakinder.
16. Man kann nicht alle Kinder gleich lieben.
17. Manchmal tun Kinder einem weh.
18. Bleiben Sie erwachsen.
19. Erinnern Sie sich noch daran, wie es war, als Sie selbst ein Kind waren?
20. Auch kleine Kinder haben große Seelen.
21. Kinder wachsen von allein, werden aber nicht von allein groß.
22. Wenn man Kindern mit Respekt begegnet, antworten sie mit Respekt.
23. Scheidung bringt immer Herzeleid.
24. Auch seelische Schmerzen tun weh.
25. Seien Sie nachsichtig mit sich selbst.
26. Manchmal muss man sich Kinder zurechtlieben. Und Erwachsene auch.
27. Kinder lieben uns auch, wenn wir es nicht verdient haben.
28. Lassen Sie sich immer mal wieder neu von Ihrem Kind überraschen.
29. Kein Kind sucht negative Aufmerksamkeit.
30. Ihr Kind braucht Sie.
31. Manchmal verdrehen Kinder die Welt.
32. Wenn Sie Ihrem Kind Absicht unterstellen, haben Sie verloren.

33. Irgendwann brauchen Kinder mehr als nur Eltern.
34. Es ist keine Schande, Ihrem Kind einzugestehen, dass Sie ratlos sind.
35. Beziehung ist immer besser als Erziehung.
36. Eine gute Beziehung kann Ihnen niemand nehmen.
37. Leben Sie vor, was Ihnen wichtig ist.
38. Schaffen Sie Inseln der Gemeinsamkeit.
39. Was mögen Sie an Ihrem Kind am liebsten?
40. Sie dürfen auch mal nicht weiterwissen.
41. Eine Familie ist wie ein Nest, das beständig gepflegt werden muss.
42. Auch Nester halten nicht ewig.
43. Gemeinsame Mahlzeiten sind Beziehungspflege.
44. »Morgen« kann für Kinder eine Ewigkeit bedeuten.
45. Niemand wird geschlagen, auch Eltern nicht.
46. Auch Worte verletzen Körper und Seele.
47. Manchmal kann man nebeneinander besser sprechen als gegenüber.
48. Vorwürfe können wie Schläge sein.
49. Es gibt Körpergrenzen und Seelengrenzen.
50. Kinder möchten es uns immer recht machen.
51. Achten Sie auf das, was Sie nicht gesagt und nur gedacht haben.
52. Haltung ist effektiver als Sprechen.
53. Sprechen ist nur echt, wenn es authentisch ist.
54. Eltern dürfen unterschiedlich sein.
55. Manchmal braucht es mehrere Erwachsene, um ein Kind zu begleiten.
56. Jeder Schulweg ist ein Schritt in die Welt.
57. Manchmal sind Trennungen schwer.
58. Wie groß muss man werden, um zu wissen, dass die Welt am nächsten Tag noch da ist?

59. Die Pubertät zwingt Kinder in einen Abstand.
60. Eine große Pubertätsfrage: Wie entliebt man sich von jemandem, den man sehr liebt?
61. Die Welt wird für unsere Kinder nicht unkomplizierter.
62. Wir sind verantwortlich für die Erfindung und Produktion der Smartphones.
63. Die digitale Welt wird unsere Welt weder besser noch schlechter machen.
64. Unsere Kinder werden die Welt besser machen als wir.
65. Der Blick auf unsere Kinder verführt zu Defizitorientierung.
66. Ein liebevoller Blick ist wie ein Weg, auf dem die Kinder in die Welt gehen können.
67. Es geht nicht um einen direkten Weg, manchmal sind Schlangenlinien hilfreich.
68. Eltern sind für den Rahmen zuständig.
69. Kinder können enttäuschend sein. Das muss der Liebe keinen Abbruch tun.
70. Liebe ist nicht unerschöpflich. Auch sie möchte gepflegt werden.
71. Jede Schablone führt zu blauen Flecken.
72. Korsetts korrigieren nicht, sondern verbiegen.
73. Eltern dürfen eigene Interessen haben.
74. Zufriedene Ehepaare sind gute Eltern.
75. Eltern dürfen auch mal gegeneinander ausgespielt werden.
76. Kinder tanzen nicht gern auf den Nasen der Eltern herum.
77. Kontrolle ist gut, Vertrauen ist besser.
78. Wer sich mit einem Kind in einen Machtkampf begibt, hat verloren.
79. Wer schreit, ist nicht mehr zu verstehen.
80. Wer Respekt sät, erntet Respekt.
81. Ein freundlicher Blick sieht Erfolge, ein misstrauischer Blick sieht Niederlagen.

82. Kinder dürfen Eltern ähnlich sein, müssen es aber nicht.
83. Nur wer gehen kann, kann auch bleiben.
84. Trost ist oft wichtiger als Kritik.
85. Strafen sind nicht erlaubt.
86. Wer Kinder herabsetzt oder beleidigt, verstößt gegen Kinderrechte.
87. Kinderlachen ist Elterntrost.
88. Ein Vertrauensvorschuss macht die Entwicklung leichter.
89. Man kann kein Kind zu viel lieben.
90. Gesunde Familien sind unzerstörbar.

SCHLUSSWORT

Der Weg durch dieses Buch war auch für mich als Autor spannend. Die Auseinandersetzung mit den mutlosen Mädchen hat mir ein intensives Nachdenken beschert. Zwischendurch hat die Mutlosigkeit auch mich befallen. Manchmal war es gar nicht so leicht, sich wieder daraus zu befreien. Natürlich hat das in erster Linie mit dem Autor, also mit mir, zu tun. Der vorschnelle Verdacht, dass die Mädchen ihr Thema auf mich übertragen haben, ist tatsächlich ein psychotherapeutischer Reflex, der sich zu schnell selbst herausnimmt. Die Arbeit mit den mutlosen Mädchen ist anstrengend. Auch wenn man dazu seine Erfahrungen und Gedanken zu Papier bringt. Diese Anstrengung ist letztlich aber nicht größer als bei allen anderen seelischen Verwerfungen und Verknotungen, mit denen wir es sonst zu tun haben.

Die mutlosen Mädchen haben mich einmal mehr gelehrt, wie wichtig es ist, sich nicht vorschnell auf seine fachlichen Konventionen und Normen zu verlassen. Sie nicht infrage zu stellen. Einmal mehr habe ich gelernt, wie groß die Gefahr ist, etwas bei unseren Kindern zu übersehen. Wie die Eltern zum Beispiel die frühe Kindheit ihrer Töchter beschreiben, steht im Gegensatz zu dem, was die Mädchen selbst bei genauerem Nachfragen darüber berichten. Einmal mehr bin ich etwas beschämt darüber, was ich alles nicht bemerke. Gleichzeitig scheint sich das wohl nicht vermeiden zu lassen, wenn man auf Kinder schaut. Der Anspruch, immer alles wahrnehmen und verstehen zu können, ist wahrscheinlich zu hoch.

Dennoch ist dieses Buch der Versuch, genauer hinzuschauen. Die seelischen Zustände von Mädchen, die in ihrer Entwicklung stecken bleiben, sind auch dann bedeutsam, wenn es zahlenmäßig nicht so viele Kinder betrifft. Zum Glück haben wir eine Entwicklung, in der die Medizin ihren Blick für die selteneren Erkrankungen, die »Orphan Diseases«, schärft. Das englische Wort »Orphan« bedeutet übersetzt »Waise« und deutet daraufhin, dass wir diesen Erkrankungen oft zu wenig Aufmerksamkeit schenken. Gerade die Kinder, die nicht laut protestieren und uns nicht sofort ins Auge springen, sind es, für die wir uns besondere Brillen aufsetzen müssen. Auch die mutlosen Mädchen sind quasi »Waisenkinder des Systems«. Laute und offensichtlich schwierige Kinder – im Spektrum von aggressiven Jungen bis zu selbstverletzenden Mädchen – hatten und haben es leichter, gesehen zu werden. Für das Auffinden der mutlosen Mädchen war keine Lupe notwendig. Unsere Ratlosigkeit ihnen gegenüber war der Weckruf.

Ein Weckruf, der jetzt über unsere Arbeit hinaus auch für andere hörbar gemacht werden soll. Alle sollen hören, dass es eine Gruppe von Mädchen gibt, die wir klinisch nicht ausreichend würdigen und die uns ratlos machen. Wenn man sich allerdings näher mit ihnen beschäftigt, sinkt die Ratlosigkeit. Mit der richtigen Brille gewinnen die Mädchen an Gestalt, und wir können erkennen, wie verletzlich und missverstanden sie sind, obwohl sich alle große Mühe gegeben haben.

Ein kleines Theaterstück

Vielleicht gehört das auch zu den Erkenntnissen, die wir im intensiven Kontakt mit diesen Mädchen gewinnen können: Wir können gemeinsam mit unseren Patientinnen lernen. Partizipative Kinder- und Jugendpsychiatrie als moderne Form der Behandlung holt die Mädchen auf die Bühne des Verstehens. Dort handeln wir zusammen und können uns anschauen, was miteinander geschieht.

Dann sieht man Erwachsene, die diese Mädchen umkreisen, einkreisen, sie mit Vorschlägen und Vorwürfen überschütten, um sich dann verzweifelt und entnervt dem Publikum mit der Bitte zuzuwenden, zu helfen. Das Publikum schweigt. Die Mädchen in der Mitte der Bühne auch. Sie versuchen, an den Rand zu kommen und hinter den Kulissen zu verschwinden. Wenn jetzt der Vorhang fiele, würde »Warten auf Godot« beginnen, und alle gingen enttäuscht nach Hause.

Wir müssen also dafür Sorge tragen, dass die Mädchen nicht verschwinden, aber auch nicht von uns umzingelt werden. Wir müssen ein Bühnenbild bauen, das Räume eröffnet, die nicht alle aus dem Zuschauerraum einsehbar sind und gleichzeitig Kontakt erlauben. Im Rahmen dieses Kontakts verlassen wir die üblichen Beziehungsebenen. Wir sind nicht vorwurfsvoll, wir sind in der Lage, unsere Enttäuschung mit uns selbst zu verarbeiten, und wir bieten einen Raum an. Einen flexiblen Raum. Eine Drehbühne.

Vorsichtig, sehr vorsichtig treten die Mädchen etwas vor und schauen sich scheu um. Wir warten leise und geduldig. Die kluge Souffleuse flüstert leise, aber unüberhörbar Hinweise, die in ihrem Text stehen. Dieser Text stammt von einer Gruppe von Psychotherapeutinnen und Psychotherapeuten, die sich beständig viele Gedanken machen und diese in den Text der Souffleuse haben einfließen lassen. Sie soufflieren den Mädchen, dass die Welt nicht so schlimm ist, wie sie denken. Und dass sie doch sehr schlimm ist. Sie entschuldigen sich bei den Mädchen, falls sie sie bedrängt oder übersehen haben sollten. Sie erklären ihnen, dass ihre Angst vor der Welt verständlich ist, das Stück aber nur mit ihnen weitergehen kann. Die Flucht hinter die Kulissen bietet keine Lebenswelt.

Die Mädchen horchen auf. Schauen sich erstaunt um. Das Publikum ist ergriffen. Es erlebt Mädchen, die mit sich ringen und eine Geschichte voller Missverständnisse und blinder Flecken bei Erwachsenen erzählen. Eine Geschichte, die sie zu Ende bringen möchten.

Jetzt wandert die Betroffenheit ins Publikum. Das entlastet die Mädchen. Sie können freier sprechen und sich bewegen. Die Erwachsenen auf der Bühne weichen unwillkürlich zurück. Raum entsteht. Den nutzen die Mädchen und rezitieren einen eigenen Text. Einen Text voller Sehnsucht. Es sind suchende Worte, auf die es keine schnelle Antwort gibt.

Das Stück dauert länger. Darauf sind alle eingestellt, haben sogar dafür gezahlt. Die Mädchen wandeln das Warten in ihr Stück um. Ein langsames, nachdenkliches Stück über das Tempo in der Welt, über Empfindlichkeit, Schutz und Geduld. Zum Schluss singen sie ein Lied, tanzen ihren Tanz. Das Publikum ist berührt. Applaus.

Wenn man aus diesem Buch über die mutlosen Mädchen eine Dramaturgie für eine Bühnenfassung schreiben würde – so oder so ähnlich würde sie lauten. »Und wenn sie nicht gestorben sind …«, denken jetzt manche. Nein, es ist kein Märchen. Es beschreibt das, was möglich wird, wenn wir uns zusammentun. Für die Mädchen. Gegen deren Mutlosigkeit.

So steht das Premierenpublikum schließlich zusammen, lässt das Stück in seiner Seele nachwirken und schweigt. Das Schweigen der Mädchen hat sich übertragen. Dann schleppen sie die Last nicht mehr allein mit sich herum. Wir haben ihnen etwas abgenommen. Etwas Entscheidendes. Nun dürfen sich die Mädchen entwickeln. Und sich zeigen.

BRIEF AN EIN MUTLOSES MÄDCHEN

Liebe Anouk,

darf ich dich so nennen? Ich wollte einen Namen für dich aussuchen, der ungewöhnlich ist und möglichst weit vorn im Alphabet liegt. Ungewöhnlich, um zu kennzeichnen, dass du ein ungewöhnliches Mädchen bist. Und eine Einordnung unter dem Buchstaben A, damit du immer schnell aufgerufen wirst, wenn nach dem Alphabet gegangen wird. Warum das jetzt bedeutsam ist? Weil ich von Beginn an klarmachen möchte, wie wichtig du bist. Obwohl du genau das nicht so gern magst, ich weiß.

Jetzt bist du nämlich dran. Du darfst im Fokus stehen. Ich weiß, du würdest sagen, dass du nicht im Mittelpunkt stehen möchtest. Damit sind wir schon gleich mitten im Thema, Anouk. Ich habe verstanden, dass du dein ganzes Leben lang schon übersehen worden bist. Alle haben immer gedacht, dass es dir gut geht und dass du zufrieden bist. Du selbst dagegen musstest dich schon immer anstrengen. Anstrengen, weil in dir schon immer sehr viel Angst vor der Welt gesteckt hat. Daraus ist in deiner Seele die innere Gleichung entstanden, dass in dir etwas falsch ist. Du konntest nicht merken, dass die Welt falsch auf dich reagiert. Du hast schon früh mit zwei seelischen Zuständen darauf reagiert: Du hast geschwiegen und du hast dich angestrengt. Das hat sich tief in deine Seele eingebrannt: schweigen, verstummen, sich am besten nicht bewegen und immer sein Bestes geben. Bloß nicht auffallen.

Damals, als du ganz klein warst, hattest du über dein Schweigen eine tiefe Verbindung zu deiner Mutter. Das dachtest du zumindest. Lange bist du davon ausgegangen, dass ihr euch ohne Worte versteht. Erst heute hast du verstanden, dass du dir das eingebildet hast. Du hast dich in einem tiefen und zunehmenden Gefühl der Einsamkeit eingerichtet und innerlich mehr und mehr zurückgezogen.

Äußerlich war das nicht zu merken, dafür hast du dich zu sehr angestrengt. Die ängstlich-scheue Anouk. Sie ist still, aber sie wird ihren Weg schon gehen. Du selbst hast oft nicht gewusst, ob du überhaupt einen Weg würdest gehen können. Mit deinem in deine Seele eingebrannten Geheimnis einer sexuellen Traumatisierung, von der bis heute niemand etwas weiß, gab es kein Entrinnen und keine Entwicklung.

Und dann, als plötzlich nichts mehr ging, hast du vor mir gesessen. Es war nicht klar: Hatten deine Eltern dich geschickt, und hattest du einmal mehr das gemacht, was sie von dir wollten? Oder gab es einen eigenen Antrieb? Damals hast du mit den Schultern gezuckt. Geschwiegen. Ich habe dann angefangen zu sprechen. Langsam, vorsichtig. Immer darauf bedacht, zu spüren oder zu erahnen, ob ich etwas Richtiges für dich ausdrücke. Mit der Zeit bin ich sicherer geworden, und mit der Zeit hast du angefangen zu antworten. Wir hatten viele Phasen der Therapie, in denen du wieder versackt bist. Ich habe mich immer darauf verlassen, dass du wieder zum Vorschein kommen würdest. Und so war es auch.

Dann begann die eigentliche Arbeit. Eine Mischung aus Verstehen und Üben. Zu verstehen war deine Biografie und alles, was sich daraus für dein heutiges Leben ergab. Zu üben waren viele

Konfrontationen mit lebensweltlichen Anforderungen: rausgehen, einkaufen, Menschen ansprechen, Freunde treffen und vieles andere mehr.

Wir arbeiten jetzt seit zwei Jahren zusammen. Wenn es gut läuft, dann schaffst du es endlich, die Schule wiederaufzunehmen. Das wird schwer, weil alle anderen zwei Jahre jünger sein werden als du. Die Arbeit ist noch nicht zu Ende.

Ich habe mit dir gelernt, Anouk, dass gerade mit dir die Behandlung nicht so verläuft, wie ich es bisher gewohnt war. Ich brauchte mehr Geduld und mehr Nachdenken. Ja, ich weiß, das wirst du jetzt sofort gegen dich wenden mit dem Selbstvorwurf, dass du ja weißt, wie schwierig du bist. Du kennst meine Reaktion darauf. Du hast verstanden, dass in deine Hilflosigkeit auch Widerstand und Verweigerung mit eingewoben sind. Neben der inneren Wunde, die immer wieder schmerzt. Über dieses Wissen kannst du dich inzwischen besser wieder einfangen und den Reißverschluss deines Mundes öffnen.

Du arbeitest und kämpfst gegen die inneren Dämonen, die dich verstummt am liebsten mögen. Oder dich zum Ausreißen verführen möchten. An dieser Stelle machen wir inzwischen gemeinsame Sache. Können uns gegen Dämonen verbünden, gegen Lähmung, Flucht und Verstummen. Ich spüre dann, wie dankbar du bist, dass ich mich nicht vertreiben lasse. Und dann machen wir nicht nur eine gemeinsame Sache, sondern dann gibt es auch eine gemeinsame Emotion.

HINWEISE

Die Deutschen Gesellschaften für Kinder- und Jugendpsychiatrie und Psychotherapie haben je eine Homepage mit Suchfunktion für Praxen und Kliniken (www.kinderpsychiater.org). Die kassenärztlichen Vereinigungen beziehungsweise Psychotherapeutenkammern listen regional Kolleginnen und Kollegen und ihre Praxen auf. Der Unterschied zwischen einer kinder- und jugendpsychiatrischen und einer psychologischen Psychotherapie liegt darin, dass Ärztinnen und Ärzte Zugang zu somatischen Differenzialdiagnosen und Medikamenten haben, während testpsychologische Untersuchungen die Domäne der Psychologinnen und Psychologen sind.

Oft sind Kinderärzte in ihrer Region gut vernetzt und können bei der Suche nach einer entsprechenden psychiatrisch-psychotherapeutischen Behandlung weiterhelfen. Da überall lange Wartezeiten bestehen, sind frühzeitige Anmeldungen sinnvoll.

Ist eine stationäre Behandlung indiziert, so greift im Notfall eine Sektorversorgung, das heißt, für jede Adresse in Deutschland gibt es eine Klinik für Kinder- und Jugendpsychiatrie, die im Notfall aufnimmt. Selektive Aufnahmen mit freier Klinikwahl sind immer möglich und fast immer mit langen Wartezeiten verknüpft.

Psychotherapie ist eine Frage von Vertrauen und von einer guten tragfähigen Beziehung. Achten Sie für Ihre Tochter, aber auch für sich selbst darauf, dass Sie sich beide gut aufgehoben fühlen. Moderne Einrichtungen arbeiten partizipativ, das heißt, sowohl die Jugendlichen als auch die Eltern sind maximal in alle Überlegungen und Prozesse mit einbezogen.

DANK

An diesem Buch habe ich etwas länger geschrieben als gedacht. Dafür brauchte ich Unterstützung. Eine Unterstützung, die nicht selbstverständlich ist. Meine Frau Elisabeth musste besonders viel ertragen. Danke, dass du mir immer den notwendigen Raum ermöglicht hast.

Ohne die mutlosen Mädchen im konkreten Sinn wäre dieses Buch nicht möglich. Danke an die Mädchen, die mir erlaubt haben, sie kennenzulernen und ihre Geschichten aufzugreifen.

Vieles in diesem Buch entstammt der Arbeit in unserer Praxis und in der Klinik. Danke, liebes Team. Vielen Dank, liebe Kolleginnen und Kollegen. Mein besonderer Dank geht an meine persönliche Referentin, Sina-Valeska Kriesel.

Mein Agent Marcel Hartges hat dafür gesorgt, dass es den Kösel Verlag für mich gibt, in dem sich Karin Stuhldreier sehr für das Thema eingesetzt hat.

Dankeschön an alle.

SACHREGISTER

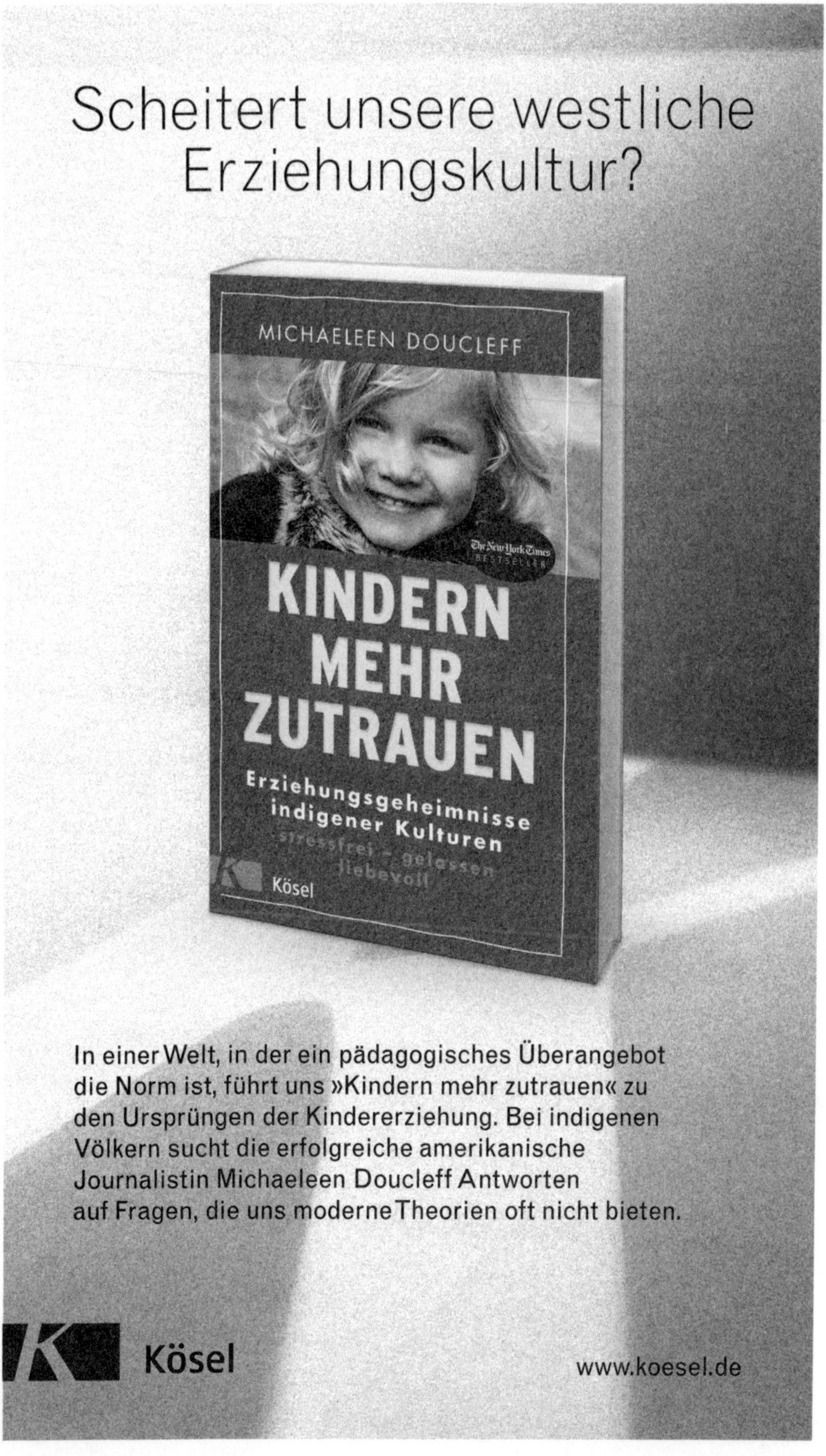
Scheitert unsere westliche Erziehungskultur?
MICHAELEEN DOUCLEFF
The New York Times BESTSELLER
KINDERN MEHR ZUTRAUEN
Erziehungsgeheimnisse indigener Kulturen
stressfrei – gelassen – liebevoll
Kösel
In einer Welt, in der ein pädagogisches Überangebot die Norm ist, führt uns »Kindern mehr zutrauen« zu den Ursprüngen der Kindererziehung. Bei indigenen Völkern sucht die erfolgreiche amerikanische Journalistin Michaeleen Doucleff Antworten auf Fragen, die uns moderne Theorien oft nicht bieten.
Kösel
www.koesel.de